把·身·體·的·脈

零基礎學中醫
脈診

許慶友
醫學博士／主編

導讀

沉脈、伏脈都在沉位，應該如何區分？
診小兒脈、婦人脈時應該注意什麼？
脈證相逆時應該如何取捨？
脈象轉變與疾病進程乃至預後之間有什麼關係？
常見疾病的脈象是怎樣的？又該如何調養？

對於這些常見問題，本書都有答案。

本書有系統地介紹了 29 種常見脈象，並在此基礎上解析多種相似脈、相對脈以及特殊脈象的鑑別方法，在準確分析每種脈象的同時，配以「具象化」的圖示，讓脈象一目瞭然；還詳細講解多種常見疾病的脈診方法，並針對性地給出了藥膳療法、穴位療法以及日常保養建議。

本書文字簡潔通俗，內容豐富，即使是零基礎的中醫愛好者也可以看得懂、學得會、用得上，是一部實用的中醫脈診自學書籍。

目次

導讀 3

第一章
三根手指測疾病，神奇的中醫脈診

中醫離不開切脈 8
脈診可以較為全面地判斷疾病的情況 8
脈診可以判斷疾病的進展及預後情況 8

瞭解脈象 9
脈象產生的原理 9
從脈象看五臟的健康 11
如何體察脈象 12
影響脈象的因素 14

掌握脈診技巧 16
脈診的部位 16
常用的寸口診法 18
脈診的指法與指力 21
測脈動的快慢與次數 23
脈診常見的錯誤 23

脈診步驟歌訣 24
首分浮沉 24
二辨虛實 24
三去長短 24
四算疾遲 24
五察脈形 25
樣樣皆知 25

第二章
29 種脈象全圖解，輕鬆自學脈診

脈象的分類 28
平脈 28
浮類脈 30
浮脈：如水漂木 30
洪脈：來盛去衰 32
濡脈：如絮浮水 34
散脈：散似楊花 36
芤脈：如按蔥管 38
革脈：如按鼓皮 40

沉類脈 42
沉脈：如石沉水 42
伏脈：著骨乃得 44
牢脈：堅著不移 46
弱脈：弱如老翁 48

遲類脈 50
遲脈：老牛負重 50
緩脈：微風拂柳 52
澀脈：輕刀刮竹 54
結脈：時而一止 56

數類脈 58
數脈：疾馬奔騰 58
疾脈：脈來急疾 60
促脈：時有中止 62
動脈：形短如豆 64

虛類脈 ⋯⋯⋯⋯⋯⋯⋯⋯⋯⋯ 66
 虛脈：虛如穀殼 ⋯⋯⋯⋯⋯ 66
 微脈：水上浮油 ⋯⋯⋯⋯⋯ 68
 細脈：細如絲線 ⋯⋯⋯⋯⋯ 70
 代脈：緩而時止 ⋯⋯⋯⋯⋯ 72
 短脈：兩頭縮縮 ⋯⋯⋯⋯⋯ 74
實類脈 ⋯⋯⋯⋯⋯⋯⋯⋯⋯⋯ 76
 實脈：如穀滿倉 ⋯⋯⋯⋯⋯ 76
 長脈：如循長竿 ⋯⋯⋯⋯⋯ 78
 滑脈：如盤走珠 ⋯⋯⋯⋯⋯ 80
 弦脈：如按琴弦 ⋯⋯⋯⋯⋯ 82
 緊脈：牽繩轉索 ⋯⋯⋯⋯⋯ 84

第三章
如何區分脈象

相似脈象快速區分 ⋯⋯⋯⋯⋯ 88
 脈位較淺的相似脈 ⋯⋯⋯⋯ 88
 脈位較深的相似脈 ⋯⋯⋯⋯ 90
 脈搏跳動緩慢的相似脈 ⋯⋯ 91
 脈搏跳動偏快的相似脈 ⋯⋯ 92
 脈形細小、軟弱無力的相似脈 ⋯ 94
 脈形有力而充實的相似脈 ⋯ 96
 搏動範圍較小的相似脈 ⋯⋯ 97
 時斷時續的相似脈 ⋯⋯⋯⋯ 98
相對脈象快速區分 ⋯⋯⋯⋯⋯ 99
 脈位深淺相反的脈象 ⋯⋯⋯ 99
 脈搏跳動速度相反的脈象 ⋯ 99
 脈搏力量相反的脈象 ⋯⋯⋯ 100

通暢度相反的脈象 ⋯⋯⋯⋯⋯ 100
脈體大小和氣勢均相反的
 脈象 ⋯⋯⋯⋯⋯⋯⋯⋯⋯⋯ 100
脈體長短相反的脈象 ⋯⋯⋯⋯ 101
脈體緊張度相反的脈象 ⋯⋯⋯ 101

第四章
特殊脈象輕鬆診斷

真臟脈的診斷 ⋯⋯⋯⋯⋯⋯⋯ 104
診小兒之脈 ⋯⋯⋯⋯⋯⋯⋯⋯ 106
 診小兒脈的方法 ⋯⋯⋯⋯⋯ 106
 正常小兒脈象特點 ⋯⋯⋯⋯ 106
 小兒病脈 ⋯⋯⋯⋯⋯⋯⋯⋯ 106
診婦人之脈 ⋯⋯⋯⋯⋯⋯⋯⋯ 107
 診月經脈 ⋯⋯⋯⋯⋯⋯⋯⋯ 107
 診妊娠脈 ⋯⋯⋯⋯⋯⋯⋯⋯ 107
 診臨產脈 ⋯⋯⋯⋯⋯⋯⋯⋯ 107
脈證順逆與從舍 ⋯⋯⋯⋯⋯⋯ 108
 脈證順逆 ⋯⋯⋯⋯⋯⋯⋯⋯ 108
 脈證從舍 ⋯⋯⋯⋯⋯⋯⋯⋯ 108
特殊病脈的轉變診斷 ⋯⋯⋯⋯ 109
 脈驟停 ⋯⋯⋯⋯⋯⋯⋯⋯⋯ 109
 脈沉見起 ⋯⋯⋯⋯⋯⋯⋯⋯ 109
 脈轉不柔和 ⋯⋯⋯⋯⋯⋯⋯ 109
 脈濡轉緊 ⋯⋯⋯⋯⋯⋯⋯⋯ 110
 脈出 ⋯⋯⋯⋯⋯⋯⋯⋯⋯⋯ 110
 脈轉不靜 ⋯⋯⋯⋯⋯⋯⋯⋯ 110

脈轉大	111
脈轉小	111
弦轉軟	111
脈轉短	111
脈緊實轉微	112

第五章
常見病的診療法

呼吸系統疾病　114
- 感冒　114
- 咽喉炎　116
- 扁桃腺炎　118
- 慢性支氣管炎　120
- 肺結核　122

消化系統疾病　124
- 便祕　124
- 腸炎　126
- 膽囊炎、膽結石　128
- 慢性胃炎　130

循環系統及內分泌系統疾病　132
- 心臟病　132
- 高血壓　134
- 糖尿病　136
- 甲狀腺功能亢進症　138

骨關節疾病　140
- 肩關節周圍炎　140
- 頸椎病　142
- 腰痛　144
- 風濕性關節炎　146

神經系統疾病　148
- 失眠　148
- 神經衰弱　150
- 頭痛　152
- 腦動脈硬化　154
- 腦出血　156

婦科疾病　158
- 月經不調　158
- 乳腺增生　160
- 卵巢囊腫　162
- 子宮肌瘤　164
- 痛經　166

男科疾病　168
- 陽痿　168
- 遺精　170
- 慢性前列腺炎　172

附錄1 面診快速入門　174
附錄2 舌診快速入門　179
附錄3 體狀詩與主病詩講解　180

第一章

三根手指測疾病，神奇的中醫脈診

中醫診病講究「望、聞、問、切」。其中，切（脈診）是非常重要的診斷方式之一。在很多人眼中，脈診似乎很神祕，很難學。其實只要理解脈診的理論，掌握脈診的方法技巧和各種脈象的基本特點，脈診並沒有想像的難。本章介紹關於脈診的基礎知識，幫助初學者瞭解脈診的相關內容。需要注意的是，在實踐中，不能單純憑脈象來診病，還需要望、聞、問、切四診合參，才能準確診斷病情。

中醫離不開切脈

中醫診察收集病情資料的基本方法包括「望、聞、問、切」四診。其中，「切診」又稱脈診、切脈、診脈、按脈、持脈，是醫者用手觸按患者的腕關節橈動脈脈搏或觸按患者的肌膚、手足、胸腹、腧穴等部位，測知脈象變化及有關異常徵象，從而瞭解病變情況的診察方法。

中醫診斷講究「望、聞、問、切」四診綜合應用，脈診是其中必不可少的一項，而且脈診對疾病的辨證分型非常重要。脈診之所以如此重要，主要有以下兩個原因。

脈診可以較為全面地判斷疾病的情況

疾病的情況主要包括疾病部位、性質、寒熱、虛實等。脈診的原理是以健康人的平脈來對照患者的病脈，根據病脈來推斷和辨別疾病在何經何臟、屬寒屬熱、在表在裡、為虛為實等。從這個角度來說，脈診可以較為全面地反映疾病的情況。

脈診可以判斷疾病的進展及預後情況

脈診不僅可以判斷疾病目前的情況，而且能夠判斷疾病的進展以及預後狀況。例如，久病中出現緩脈，一般是病情趨於好轉的徵兆；但是，如果久病中出現洪脈，則一般是病情趨於危重的徵兆。同時，脈診還可以全面評估病情，分析預後狀況，從而幫助醫生為患者做出科學的診療方案和康復方案。

傳統脈診法是依靠醫者手指的靈敏觸覺加以體驗辨別。因此，學習脈診既要熟悉脈學的基本知識，又要掌握切脈的基本技能，並在上述基礎上反覆訓練，仔細體會，才能逐步識別各種脈象，並有效地運用於臨床。

瞭解脈象

首次接觸脈診時需要掌握脈診的基礎知識，也就是要認識什麼是脈象？脈象是怎麼形成的？脈象與五臟六腑的關係以及影響脈象的因素等。如此才能掌握脈診的方法和技巧，進而更好地體察脈象，對病情做出準確的判斷。

脈象產生的原理

脈象是手指感覺脈搏跳動的形象，或稱為脈動應指的形象。人體的血脈貫通全身，內連臟腑，外達肌表，運行氣血，周流不休。所以，脈象能反映全身臟腑功能、氣血、陰陽的綜合資訊。脈象的產生與氣血的盈虧、心臟的搏動、脈管的通利程度及各臟腑的協調作用直接相關。

氣血是形成脈象的物質基礎

氣血是維持生命活動的基本物質，而且氣對脈象有著十分重要的影響。這是因為氣屬陽，主動，血液的運行全賴於氣的推動，脈的「壅遏營氣」則有賴於氣的固攝，心搏的強弱和節律亦依賴氣的調節。具體來說，就是宗氣的「貫心脈而行氣血」的作用。宗氣聚於胸中，虛里（左乳下心尖區域）搏動狀況，可以作為觀察和判斷宗氣盛衰的重要標誌。脈象與虛里搏動的變化往往一致，所以宗氣盛衰亦可在脈象上反映出來。

心臟的搏動

在宗氣和心氣的作用下，心臟一縮一張地搏動，把血液排入脈管形成脈搏。《素問・五臟生成》記載：「諸血者皆屬於心」。《素問・六節臟象論》記載：「心者……其充在血脈」。這些論述說明，脈動源於心跳，脈搏是心主動脈的具體表現。因此，脈搏的跳動與心臟搏動的頻率、節律基本一致。

脈管的舒縮

《素問‧脈要精微論》記載:「夫脈者,血之府也」。說明脈是氣血運行的通道。《靈樞‧決氣》記載:「壅遏營氣,令無所避,是謂脈」。說明脈管有約束、控制和推動血液運行的作用。血液由心臟排入脈管,脈管必然擴張,然後脈管依靠自身的收縮,壓迫血液向前運行。脈管的一舒一縮功能,既是氣血周流、循行不息的重要條件,也是產生脈搏的重要因素。所以,脈管的舒縮功能正常與否直接影響脈搏,從而使之產生相應的變化。

心陰與心陽的協調

心陰與心陽的協調,是維持脈搏正常的基本條件。當心氣旺盛、血液充盈、心陰心陽調和時,心臟搏動的節奏和諧有力,脈搏亦從容和緩,均勻有力。反之,就會出現脈搏過強或過弱、過速或過遲,以及節律失常等異狀。

從脈象看五臟的健康

　　脈象是由心、血、氣協同作用形成，因此，脈象能夠在很大程度上反映身體，特別是五臟的健康狀況。

- **脈象與肺臟的關係**：肺主氣，司呼吸。由於氣對血有促行、統藏、調攝等作用，所以人的呼吸與脈象之間關係十分緊密。呼吸平緩則脈象徐和；呼吸加快，脈象也會變得急促；呼吸勻和深長，脈象流利盈實；呼吸急迫淺促，則脈象多澀、促；呼吸不已則脈動不止，呼吸停息則脈搏亦難以維持。
- **脈象與脾胃的關係**：脾胃能運化水穀精微，為「氣血生化之源」，為「後天之本」。氣血的盛衰和水穀精微的多寡，表現為脈之「胃氣」的多少。脈有胃氣為平脈（健康人的脈象），胃氣少為病脈，無胃氣為死脈。所以臨床上根據胃氣的盛衰，可以判斷疾病的輕重和預後情況。
- **脈象與肝臟的關係**：肝藏血，具有貯藏血液、調節血量的作用。肝主疏泄，可使氣血調暢、經脈通利。肝的生理功能失調，可以影響氣血的正常運行，從而引起脈象的變化。
- **脈象與腎臟的關係**：腎藏精，為「元氣之根」，是臟腑功能的動力源泉，亦是全身陰陽的根本。腎氣充盈，則脈搏重按不絕，尺脈有力，是謂「有根」。若精血衰竭，虛陽浮越，則脈象變浮，重按不應指，又稱「無根脈」，多提示五臟陰陽離散，患者病情危重。
- **脈象與心臟的關係**：心臟搏動是形成脈象的源動力。脈管為氣血運行的通道，又有約束和推進血流的作用。二者相互依存，同氣相求。而且，心氣、心血、心陰、心陽都與脈象有著直接的聯繫。從這個角度講，心臟功能的強弱會影響脈象，而脈象也能反映心臟的健康情況。

如何體察脈象

脈象可以從脈位的深淺、脈勢的強弱、脈形的粗細、脈形的長短、脈搏的速率、脈搏的節律、脈管的緊張度，以及脈搏的流利度八個方面來體察。

- **脈位的深淺：**脈位就是脈動部位的深淺。不同性質的病症，其脈象顯現的部位深淺不同。脈位分浮和沉，淺顯於皮下者為浮脈，深沉於筋骨者為沉脈。
- **脈勢的強弱：**脈勢指脈象搏動時應指力量的大小。一般而言，實證患者的脈勢多強而有力，虛證患者的脈勢多弱而無力。同時，脈勢的強弱還與體質、年齡、工作性質、性別等有關係，如體質健壯者脈勢多強，體質差者脈勢多弱；男性較女性的脈勢強，應指有力。因此，在體察病情時還應綜合考慮除病理之外的其他因素。
- **脈形的粗細：**脈管的粗細以及氣血對脈管的充盈狀況，這些都是影響脈形粗細的主要因素。脈體寬大而粗者，多是邪氣盛實、正氣不衰之實證脈象；脈體窄細者，多是久病虛損、氣血雙虧之脈象特徵。
- **脈形的長短：**判斷脈形長短的方法很簡單，長度超過寸、關、尺三部的脈即為長脈，長度不及寸、關、尺三部的脈即為短脈。影響脈形長度的主要因素是人體的氣血。氣血盛餘或妄行，多脈形長；氣血虛弱或淤阻，多脈形短；氣血和順充盈，則脈形長短適中。
- **脈搏的速率：**脈搏的速率指單位時間內脈象搏動的次數，這是影響脈象的重要因素。在病理狀態下，無論是實熱還是虛熱，均可使氣血運行加速，因而脈搏跳動加快，即為「數脈」。脈搏速率加快提示體內有熱邪。若脈搏速率不足一息四至，多見於寒證患者。若一息超過五至，多見於熱證患者。
- **脈搏的節律：**正常的脈象是均勻、從容而有節律的。脈象搏動的節律均勻，來自心臟均勻而有節律地跳動和脈內氣血均勻而有節律地運行。因此，臟器衰微、氣血虧損，或痰濕瘀血、寒痰凝滯，都可能導致氣血運行不暢，進而出現脈率失常（不均勻）的脈象特徵，如促脈、結脈等。
- **脈管的緊張度：**脈管的緊張度是針對血管壁的彈性而言。脈象的特徵常受血管緊張度的影響，如出現弦脈、緊脈、革脈等脈象，都是血管緊張度較高，以致脈象勁急不柔和；又如虛脈、細脈、濡脈、微脈、弱脈等，都是血管緊張度降低，失去其應有彈性而導致。

- **脈搏的流利度：** 脈搏的流利度指脈象應指時往來的滑利程度。脈象的滑利程度，主要取決於氣血運行的狀況。一般來說，身體健康、氣機調暢、陰陽氣血充足、血管健全者，脈內的氣血運行就和利暢通，脈搏自然往來流利。而氣血虧虛，尤其是血虛時，脈象應指表現為澀滯不暢，形容為「如刀刮竹」。

根據以上八個影響脈象的因素對脈象分類，以便記憶。

脈象分類

脈象要素	脈象
脈位深淺	浮脈
	沉脈
脈勢強弱	虛脈
	實脈
脈形粗細	洪脈
	細脈
脈形長短	長脈
	短脈
脈率速緩	遲脈
	數脈
脈均勻度	結脈、代脈、促脈
脈緊張度	弦脈
	濡脈
脈流利度	滑脈
	澀脈

　　脈象是全身功能狀態的綜合反映，有多種功能的活動資訊。任何一種脈象特徵都是脈位元、速率、脈勢、脈形、節律，以及脈管的緊張度和脈搏的流利度等多種因素的綜合體現。所以，無論是單脈或是複合脈，都應從以上幾方面來進行細心體察，分析產生相應脈象特徵的主要因素，從而探究病機，做出符合客觀實際的診斷。

影響脈象的因素

　　脈象常受年齡、性別、體型、生活習慣、職業、精神情志，以及氣候與地理環境等因素的影響。機體為適應內外環境的變化而進行自身調節，因而脈象可以出現各種綜合變異。當然，這些脈象的變異往往是暫時的，或者是可逆的，只要有胃氣、有神、有根，仍屬平脈範圍，臨床應與病脈相鑑別。

先天因素

年齡
兒童脈象多小數，青年脈象多平滑，老人脈象多弦硬。

性別
婦人脈象較男子濡細，妊娠時脈象多滑數。

體型
身材高大者脈象較長，身材矮小者脈象較短。肥胖者脈多沉細，消瘦者脈較浮大。

生理異常
有些人脈不見於寸口，而由尺部斜向手背，稱「斜飛脈」；若脈出現於寸口的背側，則為「反關脈」。上述情況，如無器質性病變，且無其他不適，則一般不屬病脈。

體質
由於個人體質的原因，有的人會出現六陽、六陰等特殊脈象。六陽脈是強大有力之脈，而非病脈；六陰脈細微而靜，脈來有序，與沉細脈不同。遇到這兩種脈象，必須從整體考慮，並在平時注意辨析。

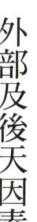

- **氣候**：因氣候原因，多有春天脈弦、夏天脈洪、秋天脈浮、冬天脈沉的變化。若無不適以及病變，則一般不視為病脈。

- **地理**：北方人脈多堅實，南方人脈多軟弱。

- **晝夜**：晝日脈象偏浮而有力，夜間脈象偏沉而細緩。

- **情志**：短暫性的精神刺激，也會使脈象發生變化，如怒則傷肝而脈多弦細，驚則氣亂而脈動無序等。

- **勞逸**：劇烈運動或遠行者，脈多急疾；入睡後，脈多遲緩。腦力勞動者，脈多弱於體力勞動者。

- **飲食**：飯後脈多數而有力，饑餓時脈多緩而無力。

外部及後天因素

掌握脈診技巧

　　古代沒有超音波、生化檢驗、核磁共振等現代化檢測方式，但是中醫卻能憑藉望、聞、問、切診斷患者的病情。脈診作為中醫診斷的基礎技能之一，不僅能診斷病人的病情，而且能夠協助醫生深挖病因，探察「未病」。因此，掌握脈診技巧是學好中醫的基礎。

　　下面從脈診部位、常用的寸口診法、指法指力、測脈動快慢與次數的方法，以及診脈常見的錯誤等方面，闡述脈診的基本技巧和注意事項。

脈診的部位

　　根據古代文獻記載，脈診的部位有很多種。《靈樞·終始》提出「人迎寸口」診法；《素問·三部九候論》提出「三部九候」診法；《難經》提出「獨取寸口」的理論，即「寸口」診法。這幾種診法分別對應了不同的脈診部位。

人迎寸口診法：是對人迎脈和寸口脈象相互參照進行分析的一種方法，比三部九候診法簡單，寸口主要反映內臟的情況，人迎（頸總動脈）主要反映體表情況。在正常情況下，春夏季人迎脈稍大於寸口脈，秋冬季寸口脈稍大於人迎脈。

三部九候診法：又稱遍診法，見於《素問・三部九候論》，是遍診上、中、下三部有關的動脈，以判斷病情的一種診脈方法。上為頭部、中為手部、下為足部；上、中、下三部又各分為天、地、人三候，三三合而為九，故稱為三部九候診法。

三部九候診法表

三部	九候	相應經脈和穴位	診斷意義
上部（頭）	天	兩額之動脈	候頭角之氣
	地	兩頰之動脈	候口齒之氣
	人	耳前之動脈	候耳目之氣
中部（手）	天	手太陰經經渠穴	候肺之氣
	地	手陽明經合谷穴	候胸中之氣
	人	手少陰經神門穴	候心之氣
下部（足）	天	足厥陰經足五里穴或太衝穴	候肝之氣
	地	足少陰經太溪穴	候腎之氣
	人	足太陰經箕門穴	候脾胃之氣

三部診法：見於漢代張仲景的《傷寒雜病論》。該方法主要以寸口脈候十二經及臟腑之氣的變化，以人迎脈、趺陽脈候胃氣的強弱，亦有加太溪脈候腎氣盛衰者。現在這種方法多在寸口無脈搏或者觀察危重患者時運用。

寸口診法：指單獨切按橈骨莖突內側的一段橈動脈的搏動形象，以推測人體生理、病理狀況的一種診察方法。現代中醫很少採用三部九候診法和人迎寸口診法，普遍採用的是寸口診法。至晉代王叔和著《脈經》後，寸口診法理論已趨完善，並得以推廣運用，一直沿用至今。

常用的寸口診法

由於寸口診法理論完善，操作方便，從而得以流傳並且沿用至今，目前也是中醫臨床常用的脈診方法之一。本書介紹的脈診方法均為寸口診法。

寸口診法的意義

「寸口」又稱「氣口」或「脈口」。寸口位於手太陰肺經的原穴部位，是脈之大會者。手太陰肺經起於中焦，所以在寸口可以觀察胃氣的強弱，而且臟腑氣血皆通過百脈朝會於肺。因此，臟腑的生理病理變化能反映於寸口脈象。

寸口脈有哪些部位

寸口脈分為寸、關、尺三部，定位時又以關部為基準，先定位關部，再定寸部和尺部。

- **關部：** 通常以腕後高骨（橈骨莖突）為標記，與之對應的手腕內側就是關部。
- **寸部：** 關部靠近手掌的一側為關前，又叫寸部。
- **尺部：** 關部靠近肘部的一側為關後，又叫尺部。

兩手各有寸、關、尺三部，共六部脈。橈骨莖突處及前後的橈動脈行徑比較固定，解剖部位也比較淺表，便於操作，故為診脈的理想部位。

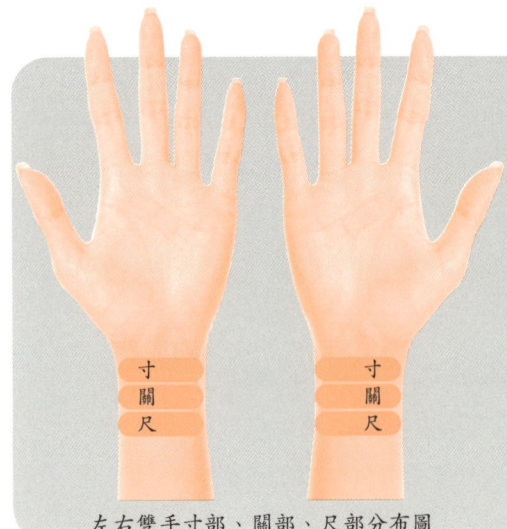

左右雙手寸部、關部、尺部分布圖

值得注意的是，部分人的橈動脈位於腕關節的背側，切脈部位也相應在寸口的背面；有的同時見於兩手，或獨見一手。脈學著作《三指禪》記載：「間有脈不行於寸口，由肺列缺穴，斜刺臂側，入大腸陽溪穴，而上食指者，名曰反關。」反關脈和左利手一樣，也是正常的生理現象，並非病態。

施診寬度

依據《難經・二難》的記載，寸口診法的施診寬度為1.9寸，其中關部、寸部各占6分，尺部占7分。

值得注意的是，寸口診法中提及的「寸」，不是我們日常所用的度量單位，而是手指同身寸，即以被診人的手指寬度為參考標準。

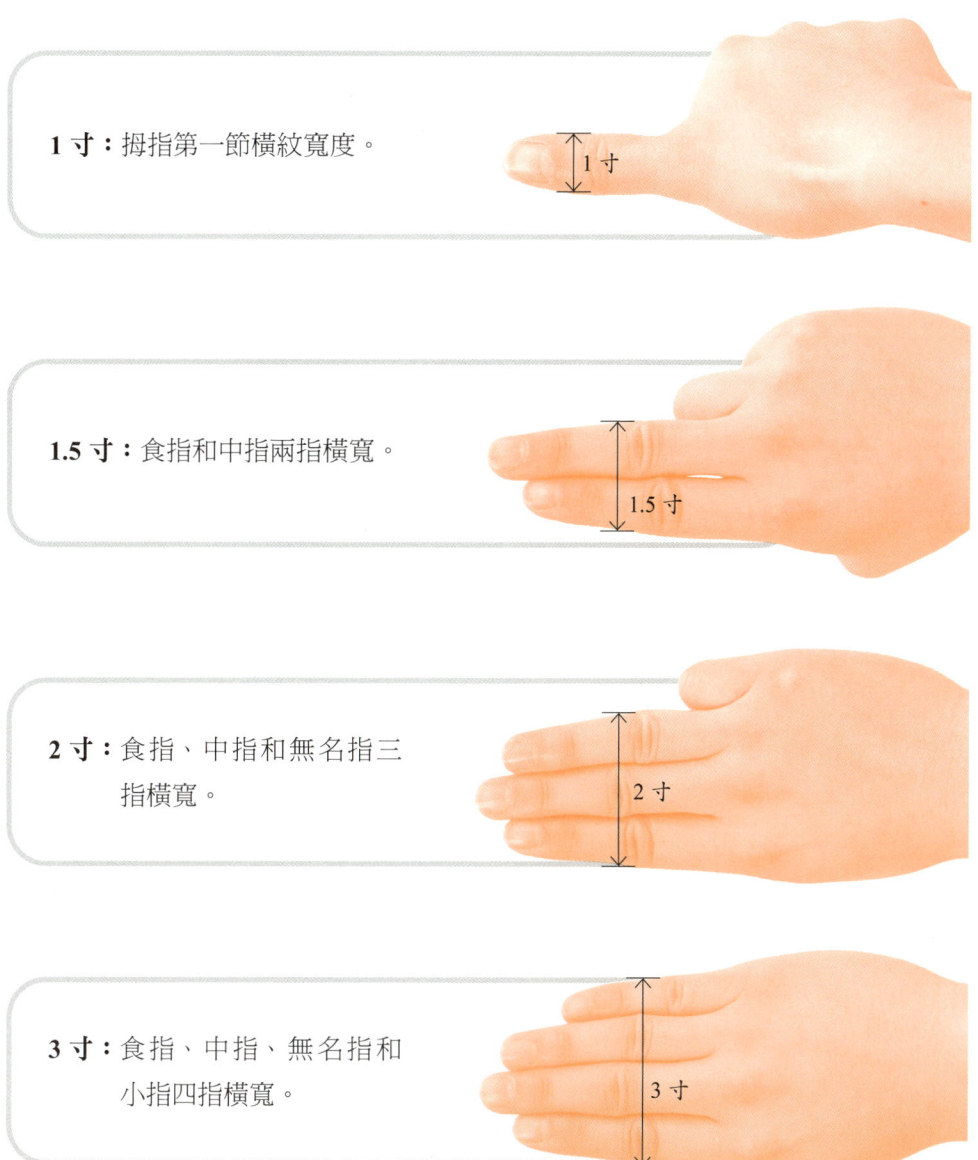

1寸：拇指第一節橫紋寬度。

1.5寸：食指和中指兩指橫寬。

2寸：食指、中指和無名指三指橫寬。

3寸：食指、中指、無名指和小指四指橫寬。

手指同身寸示意圖

寸口三部與臟腑的對應關係

根據中醫經絡理論，寸口與臟腑之間有如下的對應關係：左寸與心，左關與肝、膽，左尺與腎相對應；右寸與肺、胸，右關與脾、胃，右尺與腎（命門）相對應。這種對應關係是根據《黃帝內經》「上竟上者、下竟下者」的原則確定的，也就是上部脈（寸脈）候軀體上部，下部脈（尺脈）候軀體下部。此外，也有不分寸、關、尺三部，只以浮取、中取、沉取等指力輕重區分，左手脈診心、肝、腎，右手脈診肺、脾、命門，這種方法適用於危急病症或年老體虛患者。

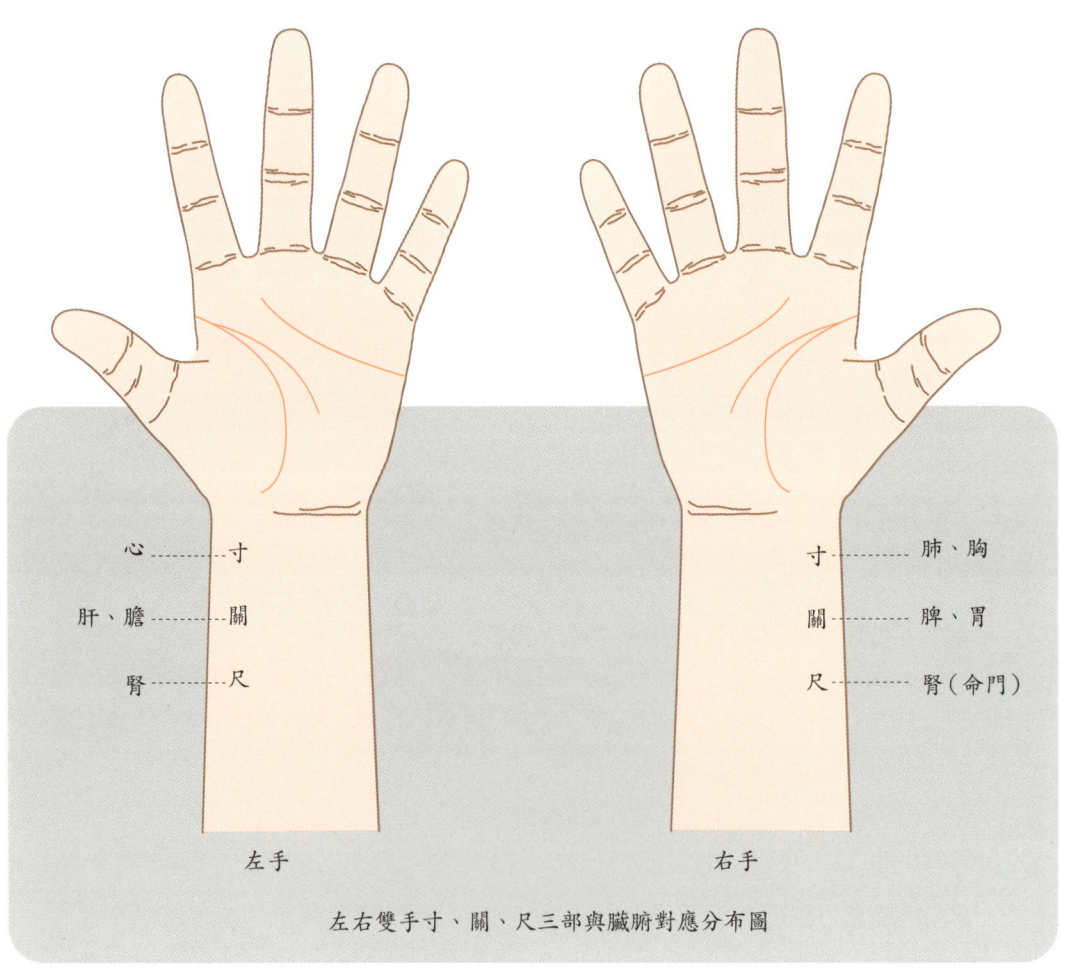

左右雙手寸、關、尺三部與臟腑對應分布圖

脈診的指法與指力

施行脈診時，不僅要找準部位，而且要注意指法和指力，這樣才能更加準確地診斷病情。

脈診常用的指法

所謂指法，是指醫生施行脈診時的具體操作方法。正確而規範地運用指法，可獲得比較準確的病理資訊。脈診指法的要素可概括為選指、布指和運指等。

選指

脈診結果是否準確，手指感應的靈敏度十分重要。手指頂端，即指頭和指腹交界處，形狀像人的眼睛，是感應較為靈敏的部位，稱為「指目」。指目推移靈活，便於尋找指感較清晰的部位，並可根據需要適當地調節指力。指腹的肌肉較豐厚，用指腹切脈時，會受醫者自身手指動脈搏動的干擾，容易產生錯覺，所以施行脈診時選用指目是比較合適的。如患者脈象細小時，手指著力點可偏重於指目前端；脈象粗大時，著力點偏重於指目後端。

選指時，應當選用左手或右手的食指、中指和無名指3個手指指目，手指略呈弓形傾斜，與受診者體表約成45°為宜，這樣的角度可以使指目緊貼於脈搏搏動處。

為了保證結果準確，施行脈診時不可留長指甲，可將指甲貼肉剪齊；手要保持乾淨整潔；不宜垂直加壓，避免指甲掐按皮膚給患者帶來不適。

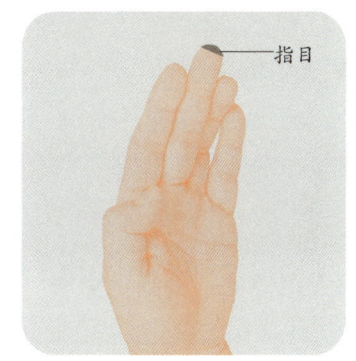
指目

布指

下指時，先以中指按在腕部後高骨內側動脈處，稱為「中指定關」；然後用食指按在關前（靠近手掌）定寸，用無名指按在關後（靠近肘部）定尺。

切脈時，布指的疏密要得當，而且要與患者手臂長短和醫生的手指粗細相適應。患者的手臂較長或醫者的手指較細者，布指宜疏，反之宜密。

值得注意的是，嬰幼兒的寸口部位甚短，一般多用「一指（拇指或食指）定關法」，而不必細分寸、關、尺三部。

運指

　　布指後，應根據指力的輕重、挪移及布指變化以體察脈象。脈象按力度分為浮、中、沉三類，在診脈時，可針對不同脈象使用舉法、按法、尋法、總按以及單診的指法。

- **舉法：**手指用力較輕，按壓皮膚表面以體察脈象。用舉的指法取脈又稱「浮取」。
- **按法：**手指用力較重，甚至按到筋骨以體察脈象。用按的指法取脈又稱「沉取」。
- **尋法：**尋即尋找的意思。所謂尋法，指手用指力不輕不重，按至肌肉，並調節適當指力，或左右推尋，以仔細體察脈象。
- **總按：**三指同時用大小相等的指力診脈的方法，以從整體上辨別寸、關、尺三部和左右兩手脈象的形態、脈位、脈力等。
- **單診：**用一個手指診察一部脈象的方法，主要用於分別瞭解寸、關、尺各部脈象的位、次、形、勢等變化特徵。

　　在臨床實踐中，一般初起三指均勻用力，之後三指分別用力，根據患者的實際情況，總按和單診配合運用，以求全面捕獲脈象資訊。

脈診的指力

　　脈診的力道是十分講究的。使用單診指法時，古人將診脈的指力形容為穀粒的重量──「菽數之重」，並將指力大小分為 1～15 菽。其中 15 菽的力度指的是用指目用力按，以感覺按到骨頭上為準。

脈象沉浮的指力判定標準

　　臨床中，脈診的指力與脈象有很大的關係，應根據不同脈象選取不同的指力。

　　浮脈──1～7 菽之力　　平脈──8～9 菽之力　　沉脈──10～15 菽，甚至更大力度。

診斷臟腑的指力標準

　　脈診的指力不僅與脈象有很大的關係，而且與需要診斷的五臟疾病也有很大的關係。日常可以這樣練習力度，先用力按至骨，以確定 15 菽的力度，然後分成三段用力；等這三種力度熟悉了以後，再慢慢摸索感覺每一菽的力度。

　　診肺、胸──右寸輕取 1～3 菽之力　　診心──左寸輕取 4～6 菽之力
　　診脾、胃──右關稍重取 7～9 菽之力　　診肝、膽──左關重取 10～12 菽之力
　　診腎──雙尺重取 13～15 菽之力

測脈動的快慢與次數

想要掌握脈診的方法，就要學會測脈動的快慢及次數。

學會測脈動的快慢

古人沒有鐘錶，一般用 1 次呼吸間脈搏的次數來衡量脈動的快慢，稱「至數」，簡稱「至」。一般來說，成年人一息四、五至為正常，超過五至為數脈，低於四至為遲脈。換算為現代計時方式，即成年人每分鐘脈搏次數低於 60 次為遲脈，超過 90 次為數脈，尤其低於 50 次或高於 100 次應注意。但如長跑運動員，低於 50 次亦為常態。

呼吸法測脈動的次數

醫生診脈時以自己的呼吸作為標準，來計算患者脈動次數。每呼吸 1 次為一息，正常的脈動次數為每息 4 次，有時為 5 次。

脈診常見的錯誤

脈診的體位不正確

診脈時，患者一般應該正坐，前臂向前，自然伸展，並且在腕下墊一鬆軟的布枕，保證患者體內血液流動順暢，這樣可以反映患者真實的身體情況。如果患者不方便起身，可以仰臥，手掌平攤。診脈時不宜側臥，否則會因壓迫手臂導致血液流動不暢，不能反映患者真實的身體狀況。

脈診的時間不正確

脈診時間以清晨為宜。因為清晨時人體的內部環境相對而言比較安定，受飲食、環境及其他因素的影響較少，因此清晨時段比較適合診脈。但是，對於門診或急診患者，則不必拘泥於此，讓患者在相對安靜的環境中休息片刻，減少各種外界環境干擾後即可施行脈診。

脈診過程中與患者頻繁交流

在診脈的時候，需要調勻呼吸，便於記數，同時為了避免患者情緒發生變化影響脈象，所以一般在切脈時不問診。診脈前、診脈後以及開藥方時，均可與患者交流，但診脈時必須保持安靜。

脈診時間過長或者過短

診脈需診「五十動」，是指醫生診脈的時間一般不應少於 50 次脈跳時間。每次診脈每手應不少於 1 分鐘，兩手以 3 分鐘左右為宜。診脈時間過短，則不能仔細辨別脈象的節律等變化；診脈時間過長，指壓過久亦會使脈象發生變化，所診之脈有可能失真。

脈診步驟歌訣

脈診步驟歌訣：

> 首分浮沉，二辨虛實；
> 三去長短，四算疾遲；
> 五察脈形，樣樣皆知。

這首歌訣告訴我們，診脈時需要從脈位深淺、脈勢強弱、脈形長短、脈搏速率、脈管緊張度等幾個方向來判斷病情。

首分浮沉

所謂浮沉，指的是脈動部位的深淺。脈位分浮和沉，淺顯於皮下者為浮脈，深沉於筋骨者為沉脈。不同性質的病症，其脈象顯現的部位也會有深淺不同。值得注意的是，由於體質不同，有些人健康時脈象也會較浮或較沉，需要認真鑑別。

二辨虛實

虛實指脈象搏動時力量的大小。一般而言，實證患者的脈勢多強而有力，虛證患者的脈勢多弱而無力。同時，脈勢的強弱還與體質、年齡、職業、性別有關。如體質健壯者脈勢多強，體質差者脈勢多弱；男性較女性的脈勢強，應指有力。

三去長短

這裡的「長短」指脈形的長短。脈形長度「過於本位」，就是所謂的長脈；「脈形短而濇小，首尾俱俯，中間突起，不能滿部」者，即為短脈。

四算疾遲

疾遲指的是單位時間內脈搏的次數，這是影響脈象的重要因素。脈搏速率加快顯示體內有熱。若脈搏速率一息不足四至，即每分鐘不足 60 次，多見於寒證患者或運動員。

五察脈形

這裡的脈形是指脈體的寬窄，即脈形的粗細。脈管的粗細、氣血對脈管的充盈狀況，這些都是影響脈形粗細的主要因素。脈體寬大而粗者，是邪氣盛實、正氣不衰之實證脈象；脈體窄而細者，是久病虛損、氣血雙虧之脈象特徵。

樣樣皆知

脈象是全身功能狀態的綜合反映，攜帶著多種資訊。脈診時除了上述內容，還要觀察脈管的緊張度以及脈搏的流利程度。

脈管的緊張度是針對血管壁的彈性而言，脈象的特徵常受血管緊張度的影響，如弦脈、緊脈、革脈等，是血管緊張度過高造成的；又如虛脈、細脈、濡脈、微脈、弱脈等，是血管緊張度降低、失去其應有的彈性而導致。

脈搏的流利度是指脈象應指時往來的滑利程度。脈象往來的滑利程度主要取決於氣血運行的狀況。如果一個人身體健康，氣機調暢，陰陽平衡，氣血充足，脈管充盈，脈內的氣血運行就滑利暢通，脈象應指時就往來流利。

在明瞭上述內容後，想要得出正確的結論，還要結合脈位進行辨析。同時要結合脈勢、脈形、速率、節律，以及脈管的緊張度和脈搏的流利度等多種因素綜合考慮，還要細心體察，全面分析產生相應脈象特徵的因素，從而探究病機，做出符合客觀實際的診斷。

本章所講述的內容僅僅是脈診的技巧及相關要素，在瞭解上述內容後，還需要大量的實踐，認真揣摩體會，這樣才能真正掌握，乃至精通脈診技術。

第二章

29 種脈象全圖解，輕鬆自學脈診

人的脈象與身體狀況有十分密切的關係，通過脈診不僅可以辨析病情，還能在一定程度上分析疾病發展情況，從而幫助醫生制訂出合理的治療方案。本章重點介紹每一種脈象的特徵、快速記憶口訣、形成原理、三部主病、兼脈主病，以及常見病的調理方法，並配有脈象圖，幫助讀者更容易理解和識別脈象。

脈象的分類

在長期的診療實踐中，中醫從業者總結出 29 種常見脈象，將除平脈之外的 28 種脈象分為浮、沉、遲、數、虛、實共 6 類。如下所示。

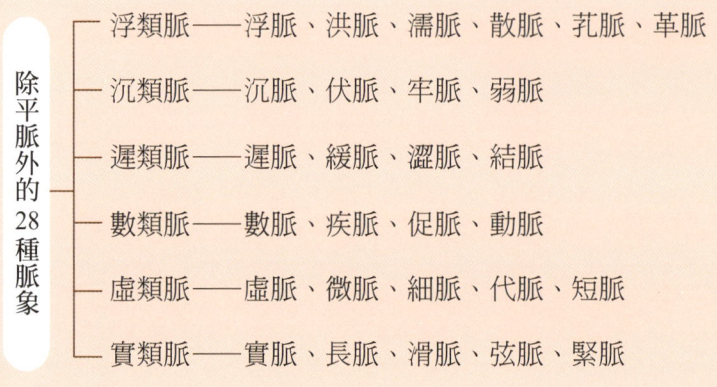

本部分內容將詳細介紹這 29 種脈象。

平脈

平脈又名常脈，是指正常人在健康生理條件下出現的脈象。

平脈不僅是人體健康狀況良好的體現，更是脈診時的「參照物」。在實踐中，一般是通過對比平脈與患者的脈象，分析患者存在的健康問題，進而制訂出相應的調養方案。

平脈的特徵是：寸、關、尺三部皆有脈，且脈體不大不小、不浮不沉、不快不慢且沉取不絕；一息四、五至，相當於每分鐘搏動 70～80 次；搏動從容和緩，節律一致，且尺部沉取有一定的力量。平脈是人體氣血運行正常、臟腑功能良好的體現。

人體為了與外界環境相適應，會根據外界環境進行相應的自我調整。因此，平脈的狀態也會隨生理活動、氣候、季節和環境等不同而產生相應的變化。除了外界，平脈還會受年齡、性別、工作性質等因素影響，因此在脈診時應全面考慮，認真分析。

古人將平脈的特點概括為「有胃、有神、有根」。

有胃

即脈有胃氣。胃在中醫裡有「水穀之海」的美稱，也被廣大中醫學者視為營衛氣血的發源地。因此，從這個角度而言，脈之胃氣主要反映脾胃運化功能的盛衰、營養狀況的優劣和能量的儲備狀況。

診脈時，脈有胃氣的表現是指下有從容、徐和、軟滑的感覺。脈象不浮不沉、不疾不徐，來去從容，節律一致，就是有胃氣的表現。

有神

脈象貴在有神。中醫認為，心主血且藏神，而脈又為血之府。人體心神健康旺盛，氣血自然能夠充盈且運轉正常；反之亦然。

脈象有神表現為應指柔和有力，節律整齊。即使微弱之脈，但未至於散亂而完全無力；弦實之脈，仍帶柔和之象，皆屬脈有神氣。

反之，脈來散亂，時大時小、時急時徐、時斷時續，或弦實過硬，或微弱欲無，都是無神的脈象。

有根

即脈有根基。因為腎被中醫視為「先天之本」，因此脈之有根無根主要說明腎氣的盛衰。

診脈時，脈有根基的表現為尺脈有力、沉取不絕。因為尺脈候腎，沉取候腎，尺脈沉取應指有力，就是有根的脈象。

浮類脈

浮類脈主要包括浮脈、洪脈、濡脈、散脈、芤脈、革脈6種，共同的特點是脈浮於表面，輕取可得。浮脈多主表證；洪脈多主熱證；濡脈多主虛證；散脈多主元氣離散；芤脈多主失血或陰傷；革脈主寒證或虛證。

浮脈：如水漂木

浮脈，顧名思義，就是脈搏浮在表面的意思，用手輕輕觸碰就能清晰地感覺到脈搏的存在，就好像已經按到了皮與肉之間一樣。

脈象特徵

輕取即得，重按反減，
舉之有餘，按之不足。

診脈的時候稍微用力，就有一種按到了漂浮在水中的小木棍一樣的感覺，按之下沉，力度減輕又浮起來。如果用力按的話，會發現脈搏的跳動又弱了不少，用一句話概括：「舉之有餘，按之不足。」

脈象形成的原理

- **外邪侵襲肌表**：外邪侵襲肌表時，病邪未盛，正氣未衰，邪正相搏，人體氣血趨向於表以抵抗外邪，脈氣鼓動於外，致使脈象顯浮。
- **裡虛血脫、氣浮於外**：久病，機體氣血虧損，血虛不能內守，氣失依附，氣浮越於外，從而脈象見浮。

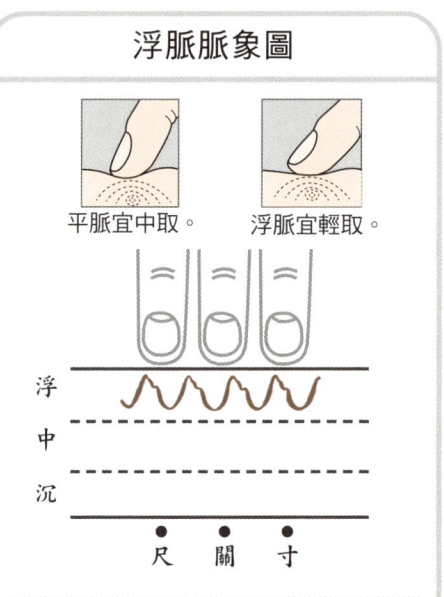

浮脈脈象圖

平脈宜中取。　浮脈宜輕取。

如水漂木，多主表證或虛陽外越等。

體狀詩

浮脈惟從肉上行，如循榆莢似毛輕。
三秋得令知無恙，久病逢之卻可驚。

主病詩

浮脈為陽表病居，遲風數熱緊寒拘。
浮而有力多風熱，無力而浮是血虛。

＊體狀詩與主病詩講解請見附錄3。

浮脈對應的健康問題

浮而有力為表實，浮而無力為表虛。

如果出現浮脈的脈象，可能是外邪侵襲、機體抵抗力低下、肺氣不宣、陰血虧損等原因所致，容易出現感冒、支氣管炎、貧血、心悸、心臟病等疾病。

浮脈常見病症應用舉例

外感表證：由外感風寒、衛陽鬱閉所致。若脈浮緊，症見發熱、惡寒、咳嗽、體痛，則是受寒，要用麻黃、杏仁等藥辛溫發汗；若脈兼浮緩，自汗，並有發熱、惡風、打噴嚏、流鼻涕等症狀，則是受風，可用桂枝、白芍、生薑來調和營衛；若高熱，應及時前往正規醫療機構就診。

貧血、肺源性心臟病心衰：貧血或產後血暈者，症見眩暈、心悸不安、煩悶，可在醫生指導下用人參、黃芪來補氣血；肺源性心臟病患者心衰時，症見喘息抬肩、上氣、浮腫，多脈象浮大，重按無力，可在醫生指導下用都氣丸、黑錫丹來補腎納氣。

寸口三部浮脈脈理說明圖

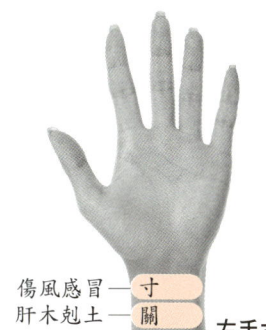

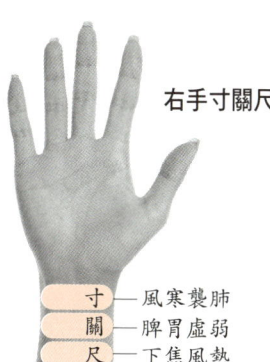

兼脈主病

浮脈與遲脈相兼多見風邪為病；浮脈與數脈相兼多為外感風熱；浮脈與緊脈相兼多為外感風寒。

左手三部主病

左寸脈浮，常因傷風感冒所致，一般多出現頭痛、鼻塞、惡寒、發熱等外感表證。左關脈浮，常因肝木剋土，脾受其邪所致，易出現脾虛腹脹等症。左尺脈浮，常因下焦濕熱所致，多見小便不利或淋瀝疼痛。

右手三部主病

右寸脈浮，常因風寒襲肺，引起肺氣不宣所致，可見咳嗽痰稀、鼻流清涕、頭痛惡寒等風寒表證。右關脈浮，常因脾胃虛弱所致，可見納呆、脘悶、大便溏稀。右尺脈浮，常因下焦風熱所致，多見便祕不暢。

洪脈：來盛去衰

洪脈指脈形寬大，血流量增加，應指浮大而有力。洪脈多主熱證，多種實火過盛都會導致出現洪脈。

脈象特徵

脈形寬大，來盛去衰，來大去長，滔滔滿指。

脈來如波峰高大陡峻的波濤，洶湧盛滿，充實有力，即所謂「來盛」；脈去如落下之波濤，較來時勢緩力弱，其力漸衰，即所謂「去衰」。

脈象形成的原理

- **邪熱亢盛**：邪熱亢盛，蒸迫氣血，氣盛血湧，脈道擴張，故脈大而充實有力，多種實火過盛都可能導致出現洪脈。

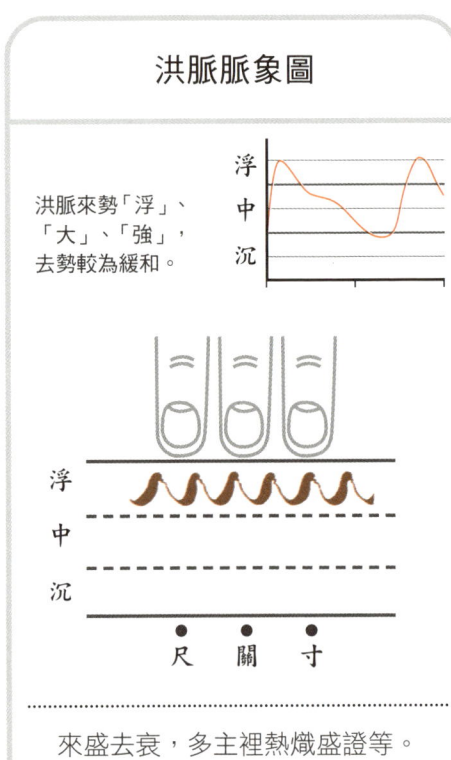

洪脈脈象圖

洪脈來勢「浮」、「大」、「強」，去勢較為緩和。

來盛去衰，多主裡熱熾盛證等。

體狀詩

脈來洪盛去還衰，滿指淹淹應夏時。
若在春秋冬月分，升陽散火莫狐疑。

主病詩

脈洪陽盛血應虛，相火炎炎熱病居。
脹滿胃翻須早治，陰虛瀉痢可躊躇。

洪脈對應的健康問題

洪脈主裡熱熾盛證。夏季出現洪脈，大多不屬於病脈。

若脈洪大而有力，此為太過，多由營絡大熱、血氣燔灼、心氣有餘所致，常見壯熱、煩躁、口渴等症，以及暑熱汗泄諸疾。若脈洪大卻無力，此為不及，多因心氣虛乏所致，或為陰虛所致。浮取則洪，重按全無，或闊大者，是孤陽泛上，氣不歸元之故，常見煩心、咳唾，或為虛勞之疾。

洪脈常見病症應用舉例

熱盛傷陰： 由陽明熱盛、津液受灼所致。症見身熱面赤、大汗、煩渴狂躁、腹滿便祕。可在醫生指導下服用白虎湯。

虛勞泄瀉： 因感受外邪，或被飲食所傷，或情志失調、脾胃虛弱所致。虛勞多見神疲體倦、心悸氣短、自汗盜汗，或五心煩熱，或畏寒肢冷等症。泄瀉多見排便次數增多、糞便稀溏等症。應在養血、止瀉的同時，在醫生指導下用人參、白朮補脾益氣。

寸口三部洪脈脈理說明圖

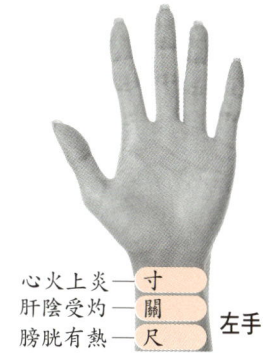

左手寸關尺：心火上炎—寸、肝陰受灼—關、膀胱有熱—尺
右手寸關尺：熱邪壅肺—寸、胃火燔熾—關、大腸實熱—尺

兼脈主病：洪脈與數脈相兼多見外感熱病；洪脈與浮脈相兼多見表熱，或虛熱；洪脈與沉脈相兼多見裡熱；洪脈與急脈相兼多見脈滿。

左手三部主病

左寸脈洪，常因心火上炎所致，可見頭痛、目赤口瘡、心煩失眠之症。左關脈洪，常因肝陰受灼，筋失其養所致，可見煩躁易怒、遍身疼痛之疾。左尺脈洪，常因膀胱有熱所致，可見小便淋漓、疼痛不爽，甚則尿血之疾。

右手三部主病

右寸脈洪，常因熱邪壅肺所致，可見咳喘氣急、口燥咽乾之疾。右關脈洪，常因胃火燔熾所致，可見齒腫咽痛、便祕、噯氣吞酸之疾。右尺脈洪，常因大腸實熱所致，可見大便祕結，或見便血、腹痛之疾。

濡脈：如絮浮水

濡脈又稱軟脈，位居淺表，在皮肉之間，輕按指下感覺脈體細小而柔軟，搏動力弱；中取或沉取時，反而感受不到脈體搏動。

脈象特徵

浮而細軟，
輕按相得，
重按不顯。

診脈時脈象極軟而浮細，就像帛在水中一樣，用手指輕摸有感覺，稍一用力則無。脈來一息四、五至，脈體不長不短，往來流利，從容和緩，節律一致。

脈象形成的原理

- **久病精血虧損**：久病精血虧損，脾虛化源不足，氣血虧少，致衝擊脈管力道不足，從而使脈形浮細柔軟。
- **濕困脾胃**：濕困脾胃，壅阻於內，阻遏陽氣，陽氣無力推動血氣運行，使脈細軟。

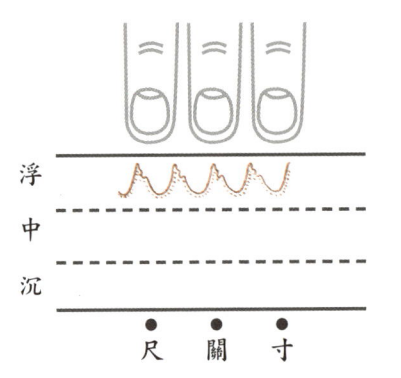

濡脈脈象圖

極軟而浮細，主虛證或濕困等。

體狀詩
濡形浮細按須輕，水面浮綿力不禁。
病後產中猶有藥，平人若見是無根。

主病詩
濡為亡血陰虛病，髓海丹田暗已虧。
汗雨夜來蒸入骨，血山崩倒濕侵脾。

濡脈對應的健康問題

濡脈多主虛證，主濕邪，有不及而無太過。

濡脈多見於氣虛乏力、亡血、自汗、喘急、遺精、骨蒸、驚悸等症。亦因濕邪太盛，脈道受抑，氣血失其通暢，症見胸悶、腰重、肢倦者。調養時，要結合其他病症，明確病因，對症調養。

濡脈常見病症應用舉例

亡血陰虛：由陰液耗傷過度，陽氣失其所依所致。症見崩中、漏下日久，伴有疲乏無力、頭暈眼花、腹痛、舌質色淡。調理時，宜重用黨參、黃芪，配合當歸、熟地黃、阿膠補氣攝血。

諸虛百損：由痨瘵日久，氣血津液遭受耗損所致。症見骨蒸盜汗、氣乏體虛、喘咳吐血、納少泄瀉等。調理時宜調補脾胃，補腎之元氣，才能使胃納水穀，進而氣血漸生，正氣充足。值得注意的是，在調補過程中，應該循序漸進，不能貿然使用「猛藥」進補，否則反而會讓患者「虛不受補」，出現其他問題。

寸口三部濡脈脈理說明圖

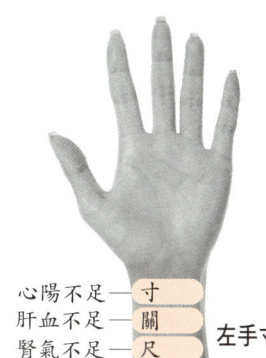

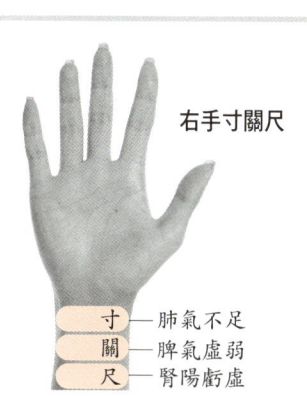

左手寸關尺
- 寸 — 心陽不足
- 關 — 肝血不足
- 尺 — 腎氣不足

右手寸關尺
- 寸 — 肺氣不足
- 關 — 脾氣虛弱
- 尺 — 腎陽虧虛

兼脈主病

濡脈與弦脈相兼多為眩暈、指麻；濡脈與細脈相兼多為濕侵脾虛；濡脈與澀脈相兼多為亡血；濡脈與浮脈相兼多為衛陽虛；濡脈與數脈相兼多為濕熱。

左手三部主病

左寸脈濡，常因心陽不足、衛氣不固所致，可見心悸、怔忡、自汗之疾。左關脈濡，常因肝血不足、血不榮筋所致，可見疲困無力、筋緩不收之疾。左尺脈濡，常因精血虧損、腎氣不足所致，可見遺精、滑泄、尿頻等。

右手三部主病

右寸脈濡，常因肺氣不足、衛外不固所致，可見咳嗽、氣短、自汗、乏力之疾。右關脈濡，常因脾氣虛弱、納運失常所致，可見納少、腹脹、浮腫、乏力之疾。右尺脈濡，常因腎陽虧虛所致，可見腹痛、溏泄、疝痛之疾。

散脈：散似楊花

　　散脈位居淺表，輕按指下感覺脈體浮大，應指散漫無根蒂，不能收聚，並伴時快時慢、節律不齊，或伴脈搏應指力度強弱不勻；當中取特別是沉取時，指下感覺不到脈搏。

脈象特徵

浮大無根，應指散漫，按之消失，伴節律不齊，或脈力不勻，散似楊花。

　　散脈主要表現是浮散無根。所謂浮散，是指診脈時輕取感覺分散凌亂；所謂無根，則是指逐漸加大力度的時候，脈搏越來越弱，重取則完全感覺不到了。

脈象形成的原理

- **心氣耗竭、陽氣離散**：因心氣耗竭、陽氣離散、陰陽不斂、氣虛血耗，無力鼓動於脈，以致浮散無根、不齊，狀似楊花，至數不清。

散脈脈象圖

散脈散亂無根，宜輕按，力度過大反而感受不到。

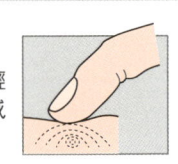

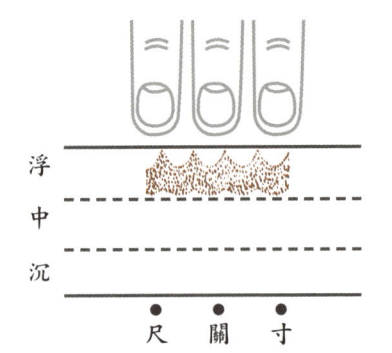

浮散無根，主元氣離散等。

體狀詩
散似楊花散漫飛，去來無定至難齊。
產為生兆胎為墮，久病逢之不必醫。

主病詩
左寸怔忡右寸汗，溢飲左關應軟散。
右關軟散胕胕腫，散居兩尺魂應斷。

散脈對應的健康問題

散脈主元氣耗散，臟腑精氣欲絕，病情危重。

散脈主元氣離散。元氣是人生命運行的根本，所以臟腑脈證出現散脈的時候，調養上要以聚斂、滋補為主。凡氣虛血耗、心悸、浮腫、咳逆上氣、墮胎將產者多見散脈，要辨別虛實，對症調理。

散脈常見病症應用舉例

氣血耗散：操勞過度、久病使得氣血耗散，或臟腑氣亂、陰陽兩虛使得元氣離散所致。常見於熱病陰傷津脫，陰陽離訣，治療上用獨參湯、參附湯回陽救逆；或用參脈飲益氣養陰。

咳喘：由肺氣散而不聚所致。症見咳喘不臥、自汗淋漓，易得風寒感冒。可以食用一些補氣的食物和中藥進行調養，比如黨參、黃芪、山藥等；還可以適當進食酸味和澀味食物。

寸口三部散脈脈理說明圖

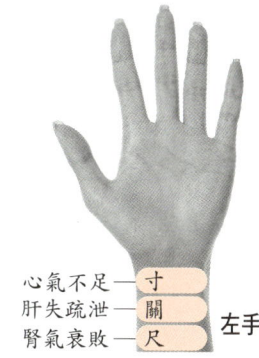

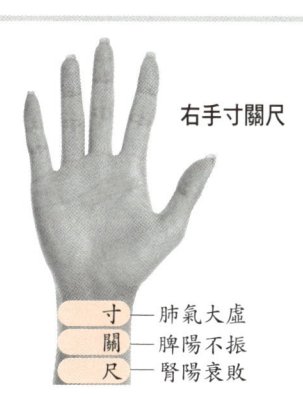

左手寸關尺：
- 寸 — 心氣不足
- 關 — 肝失疏泄
- 尺 — 腎氣衰敗

右手寸關尺：
- 寸 — 肺氣大虛
- 關 — 脾陽不振
- 尺 — 腎陽衰敗

兼脈主病：散脈與浮脈相兼多為虛證；散脈與代脈相兼多為心、腎之氣衰竭。

左手三部主病

左寸脈散，常因心氣不足、心陽虧耗所致，可見心悸、怔忡、恍惚之疾。左關脈散，常因肝失疏泄、水飲留滯所致，可見身重浮腫之溢飲證。左尺脈散，常因腎氣衰敗、下元虛損所致，可見腰痠乏力、滑精、早洩之疾。

右手三部主病

右寸脈散，常因肺氣大虛、衛外不固所致，可見大汗不止、疲倦乏力、喘促氣短之疾。右關脈散，常因脾陽不振、水濕不運所致，可見鼓脹、浮腫之疾。右尺脈散，常因腎陽衰絕、元氣衰竭所致，多見危症。

芤脈：如按蔥管

芤是蔥的別名，因蔥管中空，所以中醫將具有類似特徵的脈象命名為「芤脈」。芤脈是指脈管在浮部，搏動較有力而內腔血量不足的狀態，按之如撚蔥管之上。

脈象特徵

浮大中空，
如按蔥管，
應指浮大而軟。

輕按時指下感覺脈體寬大而柔軟，四周有力，中間空而無力；當中取特別是沉取時，指下感覺脈體搏動明顯減弱。

脈象形成的原理

- **失血過多**：突然失血過多，血量驟然減少，營血不足，無以充脈所致。
- **津液大傷**：津液大傷，血液不得充養，陰血不能維繫陽氣，陽氣浮散所致。

芤脈脈象圖

芤脈中空無力，如按蔥管。

浮大而軟，主失血證或傷陰證等。

體狀詩

芤形浮大軟如蔥，邊實須知內已空。
火犯陽經血上溢，熱侵陰絡下流紅。

主病詩

寸芤積血在於胸，關內逢芤腸胃癰。
尺部見之多下血，赤淋紅痢漏崩中。

芤脈對應的健康問題

芤脈多見於身體大量失血後處於血虛狀態時。

常人氣血充足，脈管充盈，故脈來徐緩，指下圓和。若突然失血，血量驟然減少，營血不足，無以充脈，則脈管空虛，形成浮大中空之象。

芤脈常見病症應用舉例

各種出血證：由陰血大傷、氣無所依所致。常見於吐血、衄血、便血、尿血以及外傷出血、崩漏下血等病症。調理時，宜選擇健脾、補氣、補血的藥，成方可選複方阿膠漿、當歸補血湯等。上述諸藥均要在醫生指導下服用。

汗吐傷液：由高熱使體內水分消耗過多，心臟不能繼續維持人體機能正常活動所致。症見大汗淋漓、大吐大瀉、微喘，脈浮大而芤。調理時，可在醫生指導下用白虎加人參湯主之，以清熱、益氣、生津；脈若散大者急用之，加大人參用量。

寸口三部芤脈脈理說明圖

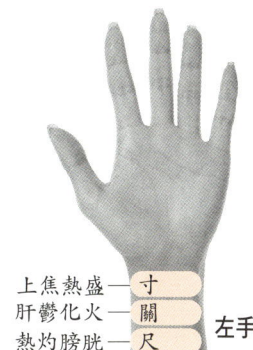

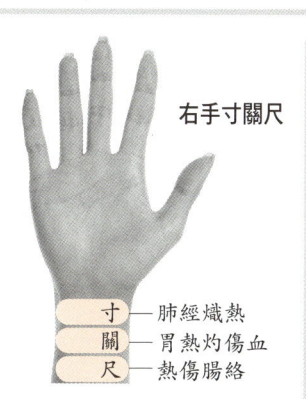

左手寸關尺
- 寸 — 上焦熱盛
- 關 — 肝鬱化火
- 尺 — 熱灼膀胱

右手寸關尺
- 寸 — 肺經熾熱
- 關 — 胃熱灼傷血
- 尺 — 熱傷腸絡

兼脈主病

芤脈與浮脈相兼多是氣陰兩傷；芤脈與數脈相兼多是陰虛；芤脈與虛脈相兼多為虛中夾結；脈、促脈相兼多為失精亡血；芤脈與遲脈多為虛中夾實、瘀血內結；芤脈兼多為失血正虛、內熱。

左手三部主病

左寸脈芤，常因上焦熱盛，迫血妄行所致，可見咳血、衄血之疾。左關脈芤，常因肝鬱化火，灼傷血絡所致，可見出血、吐血之疾。左尺脈芤，常因熱灼膀胱，血絡受損所致，可見尿血之疾。

右手三部主病

右寸脈芤，常因肺經熾熱，迫血妄行所致，可見胸痛、咳血之疾。右關脈芤，常因胃熱灼傷血絡所致，可見吐血之疾。右尺脈芤，常因熱傷腸絡所致，可見大便出血之疾。

革脈：如按鼓皮

革脈位居淺表，在皮肉之間。輕按指下感覺脈體挺直而長，如按琴弦，脈管中空外堅，如按鼓皮，應指搏動力弱；中取或沉取時，脈象減弱。

脈象特徵

革脈浮，搏指弦，
中空外堅，如按鼓皮。

革脈屬於具有複合因素的脈象，綜合弦、芤二脈的脈形所構成。它既有張力強、表面有力的一面，又有按之空虛、內部不足的一面。

脈象形成的原理

- **精血嚴重虧損**：體內精血嚴重虧損，陰血不能充潤脈管，陽氣內無所依而浮越於外，形成脈管浮大、中空外堅的脈象。

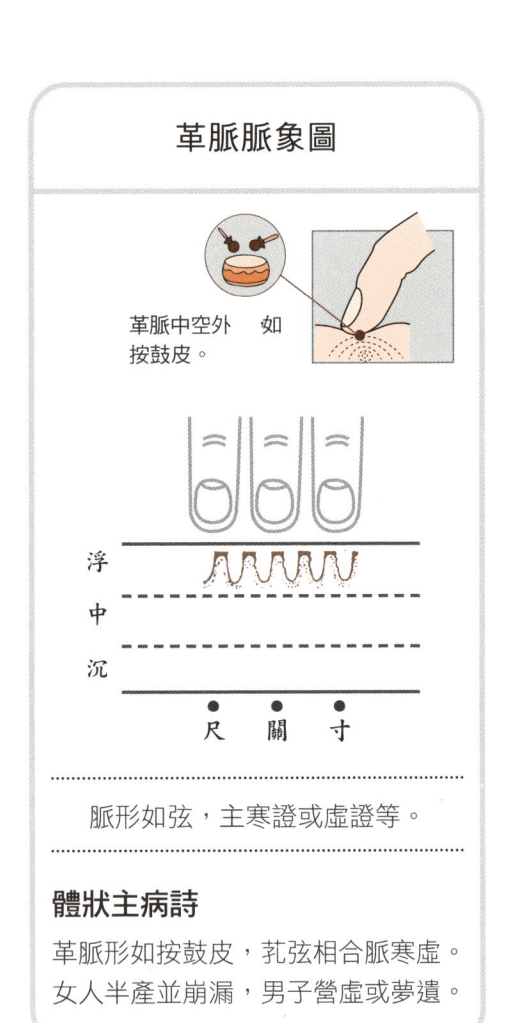

革脈脈象圖

革脈中空外堅，如按鼓皮。

脈形如弦，主寒證或虛證等。

體狀主病詩

革脈形如按鼓皮，芤弦相合脈寒虛。
女人半產並崩漏，男子營虛或夢遺。

革脈對應的健康問題

革脈大多見於亡血、失精、半產、漏下等疾病。

凡婦女小產、血崩、經漏，男子營氣虛損、遺精等疾病，多半可以見到革脈。此外，腫瘤、肝硬化等病亦可見之。

革脈常見病症應用舉例

半產、漏下：房事勞倦致使後天真陰虧損，先天腎氣衰竭。症見流產、月經週期紊亂、陰道出血如崩似漏等。調理宜在醫生指導下，用黃芪益氣以資血之源，配當歸、阿膠養血和營，再佐地榆、煅龍骨、山萸肉以增強固澀止血之力。

陰寒失精：由腎陽不足、陰中寒冷所致。症見多汗、夢遺、遺精、少精、腰痠、小腹冷痛等。調理宜在醫生指導下，用金鎖固精丸加補骨脂、肉桂、仙茅、淫羊藿等溫補腎陽。

寸口三部革脈脈理說明圖

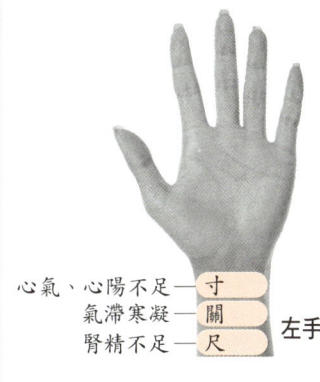

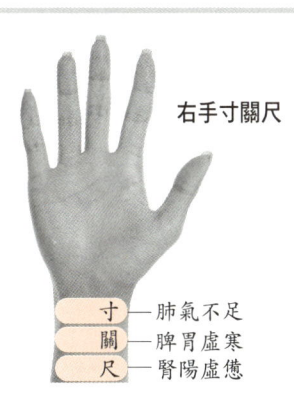

左手寸關尺：
- 寸 — 心氣、心陽不足
- 關 — 氣滯寒凝
- 尺 — 腎精不足

右手寸關尺：
- 寸 — 肺氣不足
- 關 — 脾胃虛寒
- 尺 — 腎陽虛憊

兼脈主病：革脈本身已兼有浮、弦、芤等脈象，但亦可與遲、緩等脈形成兼脈。

左手三部主病

左寸脈革，常因心氣、心陽不足所致，可見心悸、氣短、自汗、胸悶之疾。左關脈革，常因氣滯寒凝所致，可見腹痛、竄痛、少腹積塊時隱時現之疾。左尺脈革，常因腎精不足、下焦虛寒所致，可見滑精、早洩，以及少腹冷痛、腰膝痠軟、婦人白帶增多等。

右手三部主病

右寸脈革，常因肺氣不足、痰涎壅滯所致，可見咳嗽氣短、咳吐白痰、胸悶不暢之疾。右關脈革，常因脾胃虛寒所致，可見脘腹疼痛、喜按喜熱之疾。右尺脈革，常因腎陽虛憊所致，男子可見虛損、失精等，女子可見半產、崩漏下血等。

沉類脈

沉類脈的脈象有沉、伏、牢、弱四脈。因這四類脈象位較深，重按乃得，故同歸於一類。沉脈主裡證；伏脈主邪閉、厥證；牢脈主實寒裡證；弱脈主氣血雙虧。

沉脈：如石沉水

沉脈位居於裡，在皮下深部，靠近筋骨之處；輕按指下無脈體搏動感，中取時應指，沉取時脈體搏動感覺較為明顯。

脈象特徵

輕取不應，重按始得，
舉之不足，按之有餘，如石沉水。

沉脈的脈象要重按至筋骨之間才能觸及，指下感覺猶如棉絮包裹著砂石，裡面堅硬而外表柔軟，又如投石入水，必須深及水底，才可觸及。

脈象形成的原理

- **邪鬱於裡**：邪鬱於裡，機體正氣不衰，邪正相交，致氣滯血阻，故脈象顯沉。
- **臟腑虛弱**：臟腑虛弱，氣虛，甚者陽虛，則無力推動氣血循行，使脈象顯沉。
- **血虛**：血虛，甚者陰虛，則無力充盈血脈，使脈象顯沉。

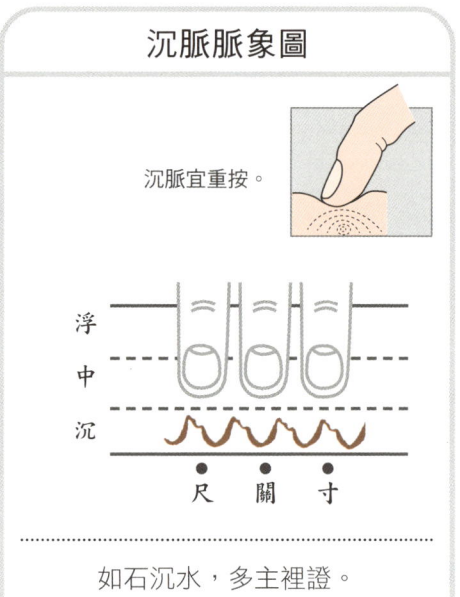

沉脈脈象圖

沉脈宜重按。

如石沉水，多主裡證。

體狀詩
水行潤下脈來沉，筋骨之間軟滑勻。
女子寸兮男子尺，四時如此號為平。

主病詩
沉潛水蓄陰經病，數熱遲寒滑有痰。
無力而沉虛與氣，沉而有力積並寒。

沉脈對應的健康問題

沉而有力是痰食寒邪積滯所致；沉而無力是陽氣衰弱或氣鬱所致。

沉脈主裡證，常見下利、浮腫、嘔吐、停食積熱、鬱結氣滯等症。沉而有力是痰食寒邪積滯所致，會出現食積、便祕等病；沉而無力是陽氣衰弱或氣鬱所致，會出現腹脹、泄瀉、食欲不振等症。

沉脈常見病症應用舉例

主陰主寒：多因裡虛寒盛、陽氣衰微所致。症見下利清穀、四肢厥逆、手足寒等。可根據實際情況，在醫生指導下用理中湯等進行調理。

貧血：由久病亡血，致營氣不足而引起。症見面色蒼白，兼心悸、頭暈、遺精滑泄、腰膝痠軟、婦女經少色淡。調理宜在醫生指導下，選用黃芪、阿膠、熟地黃、當歸、白芍、甘草等。

寸口三部沉脈脈理說明圖

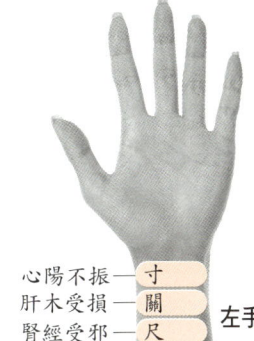

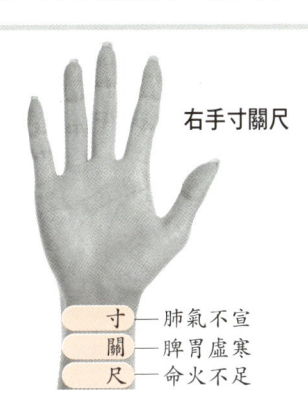

右手寸關尺

心陽不振——寸
肝木受損——關   左手寸關尺
腎經受邪——尺

寸——肺氣不宣
關——脾胃虛寒
尺——命火不足

兼脈主病

沉脈和遲脈相兼為裡寒證；沉脈和數脈相兼為裡熱證；沉脈和濡脈相兼、緩脈和弦脈相兼為水濕證；沉脈和牢脈相兼為內痛；沉脈和弦脈相兼為冷痛。

左手三部主病

左寸脈沉，常因心陽不振、寒飲停胸所致，可見胸痛、滿悶之疾。左關脈沉，常因飲食不節、肝木受損，或寒痰結聚所致，可見納少不食、脹滿虛痞，甚發痃癖腹痛之疾；兼弦脈可見脅肋刺痛之肝鬱之疾。左尺脈沉，常因寒積少陰、腎經受邪所致，可見腰背冷痛、尿頻，女子可見痛經、經閉之疾；兼細脈可見腰膝痠軟、小便淋漓不盡。

右手三部主病

右寸脈沉，常因肺氣不宣、停痰蓄飲所致，可見咳喘、上氣；兼緊脈、滑脈多為寒邪鬱閉所致，可見咳喘痰稀、鼻塞流涕之疾；兼細脈是肺津不足，可見乾咳少痰，甚則骨蒸盜汗。右關脈沉，常因脾胃虛寒所致，可見中滿虛脹、納呆脘悶之疾。右尺脈沉，常因命火不足所致，可見腰痠冷痛，或五更晨瀉之疾。

伏脈：著骨乃得

伏者，潛藏伏匿之意。診此脈時需用的指力是「15 菽」，也就是按至骨的力度。如果在一般診脈過程中按至骨仍然診不到脈，或者非常模糊，只有用更大的力才能感覺到，那麼這種脈象就是伏脈。伏脈代表了內實，即熱深與痰閉；又代表了內虛，即陽氣不升，陰氣內閉。

脈象特徵

脈動甚深，
至骨方得。

伏脈脈位沉至筋骨，輕按和中取時指下無脈體搏動感，沉取至筋骨時，指下才能明顯感覺脈體搏動。

脈象形成的原理

- **邪鬱於裡**：邪氣鬱於裡，阻遏氣血，氣血不得外達以鼓動脈道，使脈道沉伏不顯或至骨。
- **邪熱結聚**：久病不癒，陽氣虛衰，無力推動氣血外達以鼓動脈道，導致脈搏弱至深處。

伏脈脈象圖

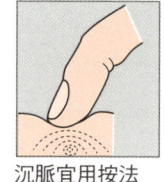

沉脈宜用按法重按。

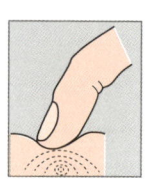

伏脈需重按著骨，指力重於沉脈。

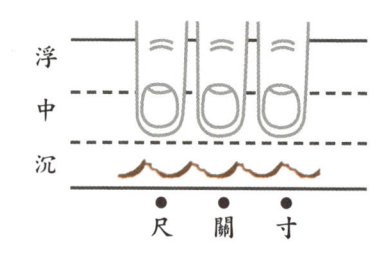

著骨乃得，主邪氣內伏。

體狀詩

伏脈推筋著骨尋，指間裁動隱然深。
傷寒欲汗陽將解，厥逆臍疼證屬陰。

主病詩

伏為霍亂吐頻頻，腹痛多緣宿食停。
蓄飲老痰成積聚，散寒溫裡莫因循。

伏脈對應的健康問題

伏脈一般對應實邪內伏、氣血阻滯。

常見於邪閉、厥證和痛極的患者。值得注意的是，因妊娠致停經、惡阻吐逆、營衛不暢而見伏脈者，不作病論。

伏脈常見病症應用舉例

陽絕心衰：由身體長期心陽不足所致。症見心悸、氣喘、咯血、水腫、虛損、昏厥、喘促。調理宜在醫生指導下服參附湯或真武湯。

中風：因長期的陰陽失調、氣血逆亂所致。症見一側臉部、手臂或腿部突然感到無力，甚則猝然昏倒，不省人事，出現脫證，伴有腰痠、耳鳴。中風閉證應在醫生指導下服三生飲；脫證宜在醫生指導下服參附湯和生脈散；中風後遺症宜在醫生指導下服補陽還五湯。

水氣痰食：症見胸脘飽悶、腹脹疼痛、心下堅滿、小便不利、大便祕結，以及自汗、消渴、浮腫等。調理宜在醫生指導下用五積散。

寸口三部伏脈脈理說明圖

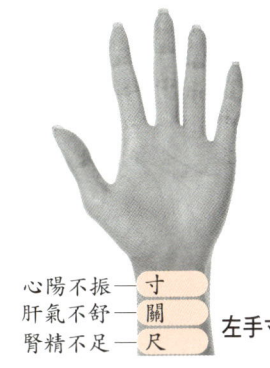

右手寸關尺

寸 — 心陽不振
關 — 肝氣不舒
尺 — 腎精不足

左手寸關尺

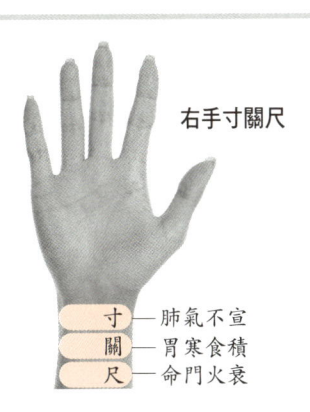

寸 — 肺氣不宣
關 — 胃寒食積
尺 — 命門火衰

兼脈主病：伏脈與數脈相兼為熱厥，是火邪內鬱；伏脈與遲脈相兼為寒脈，是陰盛於裡；伏脈與弦脈相兼多痰證。

左手三部主病

左寸脈伏，常因心陽不振所致，可見心慌氣短、恍惚不安之疾。左關脈伏，常因肝氣不舒、寒邪鬱閉所致，可見脅肋脹痛或腰間竄痛之疾。左尺脈伏，常因腎精不足、寒氣凝聚所致，可見疝瘕腹痛之疾。

右手三部主病

右寸脈伏，常因寒痰壅閉、肺氣不宣所致，可見咳喘胸悶、氣促痰鳴之疾。右關脈伏，常因胃寒食積所致，可見脘腹劇痛、嘔吐頻作、胸悶不舒之疾。右尺脈伏，常因命門火衰、寒凝濕滯所致，可見小腹疼痛、瀉痢清穀之疾。

牢脈：堅著不移

牢，有深居於內，堅固牢實之意。牢脈又稱「沉弦實脈」，位居於裡，在皮下深部，靠近筋骨之處。輕按和中取時，指下無脈體搏動感；沉取甚者重按至筋骨時，指下才明顯感覺脈管搏動，且脈體寬大而長。

脈象特徵

脈位沉長，
實大而弦，
沉取始得。

牢脈輕取、中取均不應，沉取始得，但搏動有力，勢大形長。

脈象形成的原理

- **陰寒內實**：寒主收引凝滯，陰寒內盛時，陽氣難以升發，沉潛於下，閉結且堅牢不移，以致脈來沉實有力，勢大形長。

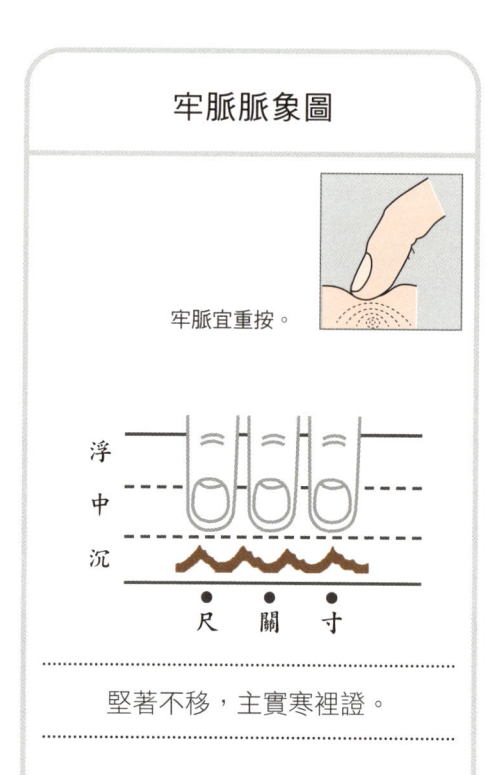

牢脈脈象圖

牢脈宜重按。

浮
中
沉

尺　關　寸

堅著不移，主實寒裡證。

體狀詩
弦長實大脈牢堅，牢位常居沉伏間。
革脈芤弦自浮起，革虛牢實要詳看。

主病詩
寒則牢堅裡有餘，腹心寒痛木乘脾。
疝㿉癥瘕何愁也，失血陰虛卻忌之。

牢脈對應的健康問題

牢脈所主之病，大多是陰寒裡實的堅積之症。

牢脈多主疝、瘕、痃一類的積聚病。《金匱要略》記載：「積者，臟病也，終不移；聚者，腑病也，發作有時，輾轉痛移，為可治。」

牢脈常見病症應用舉例

動脈硬化：多由血脂異常、高血壓、糖尿病等使血管失去彈性所致。早期無症狀，中期會出現心悸、胸痛、胸悶、頭痛、頭暈、四肢發麻、失眠多夢等症狀。調理宜在醫生指導下，選用化痰祛瘀、解毒通絡、益腎活血的中藥。

痞塊：由情志不舒、飲食不節導致肝氣鬱結，或因氣淤、血淤導致脾失健運、食滯痰阻而引起。症見腹內結塊，伴有脹痛等。調理宜在醫生指導下，選用海藻、昆布、三棱、莪朮等中藥軟堅散結、化痰通絡；或按揉太衝穴以平肝熄風、清熱利濕、通絡止痛等。

寸口三部牢脈脈理說明圖

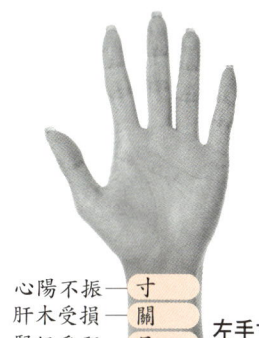

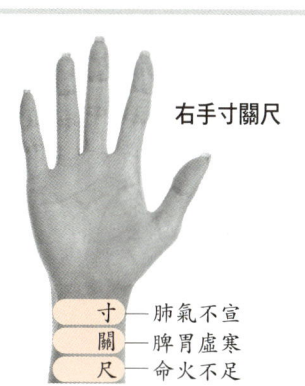

左手寸關尺：
- 寸 — 心陽不振
- 關 — 肝木受損
- 尺 — 腎經受邪

右手寸關尺：
- 寸 — 肺氣不宣
- 關 — 脾胃虛寒
- 尺 — 命火不足

兼脈主病：牢脈與遲脈相兼為冷積；牢脈與數脈相兼為積熱。

左手三部主病

左寸脈牢，常因心陽不振所致，可見心煩、不寐、繞臍作痛之伏梁病。左關脈牢，常因肝木受損所致，可見左脅下塊痛，狀如覆杯，甚發咳逆之肝積證。左尺脈牢，常因腎經受邪所致，可見少腹氣痛，上衝咽胸，甚發心悸、目眩、胸悶氣急之奔豚證。

右手三部主病

右寸脈牢，常因肺氣不宣所致，可見氣促、咳逆、胸痛、吐血之息賁病。右關脈牢，常因脾胃虛寒所致，可見胃脘疼痛、泛酸嘔逆之疾。右尺脈牢，常因命火不足所致，可見少腹疼痛、癥積固定、瘕積聚散無常之疾。

弱脈：弱如老翁

弱脈是具有複合因素的脈象，包括三個特徵：一是脈形「細」，二是脈體「軟」，三是脈位「沉」。在診脈時要精確把握「弱」的感覺，即使用力仔細尋找，仍感覺脈搏好像就要從手指底下消失了一樣。

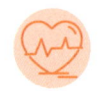

脈象特徵

弱極軟而沉細，弱如老翁，沉取方得，細而無力。

弱脈位居於裡，在皮下深部，靠近筋骨之處。輕按和中取時，指下無脈體搏動感；沉取時應指，脈體極為柔軟而細，搏動無力。

脈象形成的原理

- **陰血虧虛**：陰血虧虛，不能充盈脈道，故脈道縮窄而細。脈道不充，鼓蕩無力，故脈極軟而沉細。
- **陽氣虛衰**：陽氣虛衰，無力推運血行，氣虛無力，不能外鼓，使得脈沉而細軟，搏動無力。

弱脈脈象圖

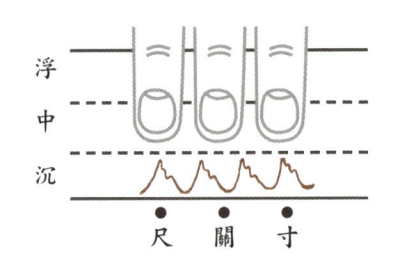

弱如老翁，主氣血不足。

體狀詩
弱來無力按之柔，柔細而沉不見浮。
陽陷入陰精血弱，白頭猶可少年愁。

主病詩
弱脈陰虛陽氣衰，惡寒發熱骨筋痿。
多驚多汗精神減，益氣調營急早醫。

弱脈對應的健康問題

弱脈主陽氣虛衰或氣血俱衰。

弱脈屬陰，為氣血俱衰所致，故主氣血虧損、元氣虛耗、陽氣衰微。面色蒼白、語聲低微、遺精虛寒、筋骨痿軟、驚恐自汗、陽痿、崩漏等症，皆可見弱脈。

弱脈常見病症應用舉例

精血不足：多由陰虛陽衰、精血虧虛所致。症見骨肉痿軟、畏寒肢冷、虛喘久嗽、眩暈耳鳴、腰膝痿軟、虛弱無力等。調理宜在醫生指導下，用枸杞、肉蓯蓉、巴戟天、鎖陽、山萸肉、菟絲子、熟地黃等填精補血，以益其損。

脾胃虛寒：常因吃過多生冷、油膩、不消化的食物，使脾胃功能變差或長期憂思少食所致。症見胃痛、納少、嘔吐、便溏、腹痛、積食等。調理可在醫生指導下，選用四君子湯或良附丸、理中丸、附子理中丸等。

寸口三部弱脈脈理說明圖

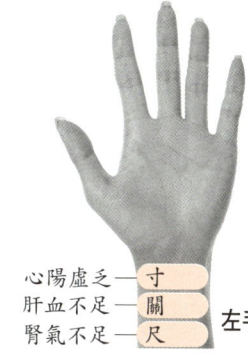

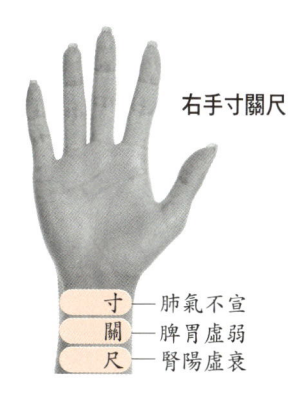

左手寸關尺：
- 寸 — 心陽虛乏
- 關 — 肝血不足
- 尺 — 腎氣不足

右手寸關尺：
- 寸 — 肺氣不宣
- 關 — 脾胃虛弱
- 尺 — 腎陽虛衰

兼脈主病：弱而澀為血虛；弱而陽虛；弱而數為遺精、崩漏；弱而弦細為血虛筋痿；弱而軟為自汗。

左手三部主病

左寸脈弱，常因心陽虛乏所致，可見心悸、乏力、氣短、自汗，甚發形寒肢冷之疾。左關脈弱，常因肝血不足、筋失濡養所致，可見肢麻痿軟、筋急攣縮之疾。左尺脈弱，常因腎氣不足、膀胱不固所致，可見腰背痿軟、耳鳴失聰，或尿頻之疾。

右手三部主病

右寸脈弱，常因肺氣不宣所致，可見咳喘無力、氣虛懶言、畏寒自汗之疾。右關脈弱，常因脾胃虛弱、脾失健運所致，可見納呆不食、腹脹便溏之疾。右尺脈弱，常因腎陽虛衰所致，可見陽痿、滑精、精冷、早洩之疾。

遲類脈

遲類脈包括遲脈、緩脈、澀脈、結脈四種脈象，其共同特點是脈象遲緩，一息不足四至。遲脈主寒證、邪熱結聚；緩脈主濕證、脾胃虛弱；澀脈主氣滯血淤、精傷血少、痰食內停；結脈主陰盛氣結、寒痰血淤等證。

遲脈：老牛負重

遲脈，顧名思義就是跳動緩慢，對於遲脈的判定比較簡單，一息不足四至，即每分鐘搏動低於 60 次，可視為遲脈。

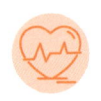

脈象特徵

脈來緩慢，
一息不足四至，
如老牛負重。

遲脈三部有脈，中取明顯，指下脈來緩慢，一息不足四至。

脈象形成的原理

- **寒邪凝滯**：陽氣失於宣通，或陽氣虛弱，失於溫煦，都會導致氣血運行不暢，脈來遲緩。
- **邪熱結聚**：邪熱結聚耗傷陰液，血液稠濁，使血液運行受阻，出現遲而有力的脈象。

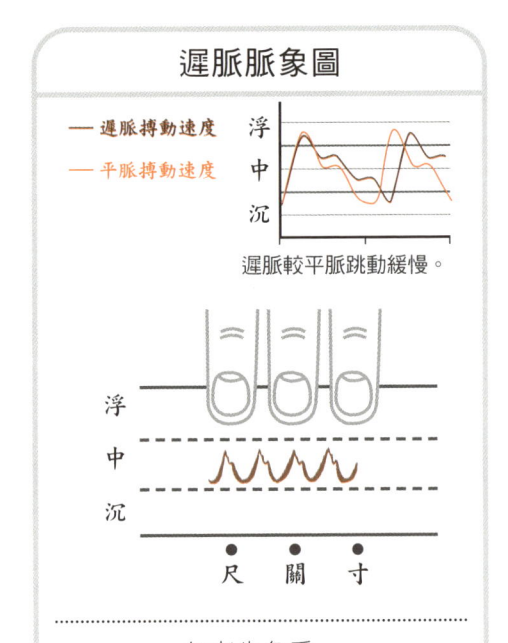

遲脈脈象圖

—— 遲脈搏動速度
—— 平脈搏動速度

遲脈較平脈跳動緩慢。

如老牛負重，
主寒證或邪熱結聚的裡實證。

體狀詩
遲來一息至惟三，陽不勝陰氣血寒。
但把浮沉分表裡，消陰須益火之原。

主病詩
遲司臟病或多痰，沉痼癥瘕仔細看。
有力而遲為冷痛，遲而無力定虛寒。

遲脈對應的健康問題

遲而有力為冷積，
遲而無力為陽虛。

遲脈多見於寒證，常見疾病有竇性心動過緩、房室傳導阻滯、黃疸、嘔吐、神經官能症、疼痛等。應謹慎辨別後再進行調理，同時應結合西醫的檢查方法確認具體情況。

遲脈常見病症應用舉例

肺寒咳嗽： 由寒邪客肺，陽氣不得宣洩，使寒傷肺氣、陰寒內盛所致。症見咳嗽聲大、重濁、有清白色痰，伴有喘息、怕冷、四肢發涼等。可根據實際情況，在醫生指導下，選擇款冬花、半夏、陳皮、百部、蘇子、桔梗等進行調理。

腎陽虛寒： 由於長期缺乏運動、工作壓力大、生活在寒冷環境中導致腎陽氣虧損而引起。症見腰背痠痛，雙腿沉重，小便不利，大便不成形、不規律，性功能減弱等。宜在醫生指導下，選用鹿茸、枸杞、肉桂、桑椹等中藥搭配牛羊肉等制成藥膳加以調養。

寸口三部遲脈脈理說明圖

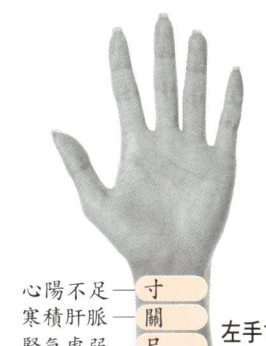

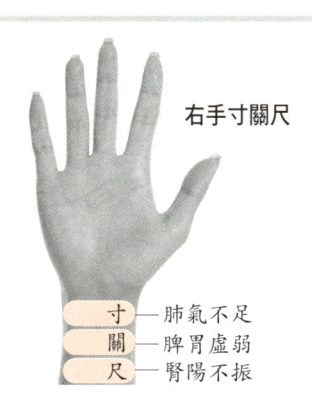

左手寸關尺
心陽不足——寸
寒積肝脈——關
腎氣虛弱——尺

右手寸關尺
寸——肺氣不足
關——脾胃虛弱
尺——腎陽不振

兼脈主病

遲脈與浮脈相兼為表寒證；遲脈與沉脈相兼為裡寒證；遲脈與細脈相兼為血虛；遲脈與澀脈相兼為陽衰；遲脈與弦脈相兼為飲積。

左手三部主病

左寸脈遲，常因心陽不足，寒濕之邪結於胸膈所致，可見胸悶不暢或胸痛之疾。左關脈遲，常因寒積肝脈，營虛不達四肢、兩脅所致，可見脅下疼痛，以及四肢手足拘攣之症。左尺脈遲，常因腎氣虛弱，不能溫化水液所致，可見尿頻、遺尿、少腹冷痛之疾。

右手三部主病

右寸脈遲，常因肺氣不足、寒痰阻滯所致，可見咳嗽、氣喘、胸悶之疾。右關脈遲，常因脾胃虛弱、運化失常所致，可見納呆、腹脹、便溏，以及泛吐清水、口淡不渴、四肢不溫之疾。右尺脈遲，常因腎陽不振、命門火衰所致，可見少腹冷痛、腰膝痠冷無力、五更晨瀉之疾。

緩脈：微風拂柳

緩脈的脈象來去稍快於遲脈，1次呼吸之間脈搏跳達4次，猶如觸及在織布機上沒有拉緊的經線一樣，應指柔和舒緩，往來節律均勻，像微風輕拂柳梢。

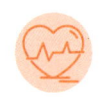

脈象特徵

脈勢縱緩，緩怠無力。

緩脈三部有脈，中取明顯，有兩種情況：一是平緩脈，指下脈來平緩，一息四至，可見於正常人，是脈有胃氣的一種表現；二是脈勢縱緩，緩怠無力。

脈象形成的原理

- **脾胃虛弱**：若脾胃虛弱，氣血生化不足，血脈失充，則血行緩怠，鼓動無力。
- **濕邪困阻**：濕邪困阻，陽氣被遏，無以推動氣血，則脈來必見怠慢不振，脈道弛緩，有似困縛之象。

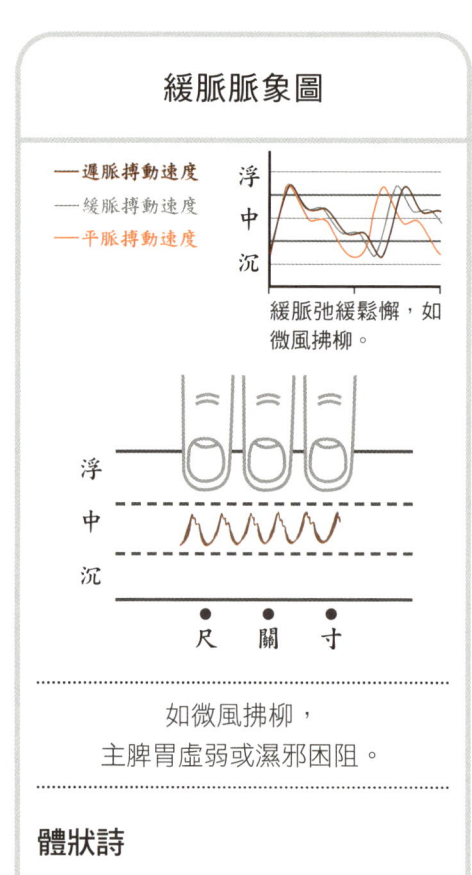

緩脈脈象圖

—— 遲脈搏動速度
—— 緩脈搏動速度
—— 平脈搏動速度

緩脈弛緩鬆懈，如微風拂柳。

尺 關 寸

如微風拂柳，
主脾胃虛弱或濕邪困阻。

體狀詩

緩脈阿阿四至通，柳梢裊裊颭輕風。
欲從脈裡求神氣，只在從容和緩中。

主病詩

緩脈營衰衛有餘，或風或濕或脾虛。
上為項強下痿痺，分別浮沉大小區。

緩脈對應的健康問題

病在上，見緩脈，可見頸項強直；病在下，見緩脈，可見肢體痿軟。

緩脈多由脾虛或濕邪困阻所致。診察緩脈時，還應結合脈象的浮、沉、大、小，以進一步辨清病症的表、裡、虛、實。

緩脈常見病症應用舉例

實熱癰瘍：因過食辛辣、溫燥、厚膩之品使體內積滯鬱熱所致。症見煩熱口臭、腹滿、癰瘍等。宜在醫生指導下，選用黃芩、黃連、黃柏、梔子、金銀花、蒲公英、紫花地丁、連翹等進行調理。

濕阻太陰：因外感濕邪或濕邪內生，阻礙脾經，使脾失去升清之力所致。症見暑熱內襲之頭身困重、納呆少食、脘悶腹脹、腹痛吐利或大便不爽。宜在醫生指導下，選用白扁豆、藿香、佩蘭、砂仁、草果、白豆蔻等進行調理。

寸口三部緩脈脈理說明圖

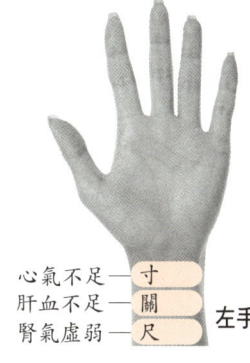

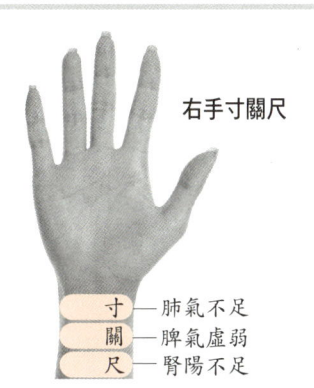

左手寸關尺：寸—心氣不足、關—肝血不足、尺—腎氣虛弱

右手寸關尺：寸—肺氣不足、關—脾氣虛弱、尺—腎陽不足

兼脈主病：緩脈與浮脈相兼為衛傷；緩脈與沉脈相兼為營弱；緩脈與細脈相兼為濕痹；緩脈與滑脈相兼為熱中；緩脈與澀脈相兼為血虛。

左手三部主病

左寸脈緩，常因心氣不足所致，可見心慌氣短，也可能是因風邪外襲所致，可見項背筋脈拘急之症。左關脈緩，常因肝血不足所致，可見頭暈，婦人多見月經澀少或經閉之疾。左尺脈緩，常因腎氣虛弱所致，可見腰困、小便頻而清，以及疲乏無力之疾。

右手三部主病

右寸脈緩，常因肺氣不足，不能施布津液所致，可見肢體皮膚麻木不仁、背痠不適之疾。右關脈緩，常因脾氣虛弱所致，可見脹滿便祕、納呆身重之疾。右尺脈緩，常因腎陽不足所致，可見腸鳴腹瀉、下肢浮腫之疾。

澀脈：輕刀刮竹

澀脈的脈象細而遲緩，往來艱難，脈體短而散漫，脈律與脈力不勻，應指如輕刀刮竹。氣滯、血淤、痰濁、飲食過度等實證均會導致澀脈，氣血虧虛也會導致澀脈。

脈象特徵

形細而行遲，
往來艱澀不暢，
脈律與脈力不勻。

脈形較細，脈勢滯澀不暢，如「輕刀刮竹」；至數較緩而不勻，脈力大小亦不均勻，呈三五不調之狀。

脈象形成的原理

- **血虧精少**：血虧精少，營衛耗傷，血虧不能充盈濡養脈道，氣虛無力推動血行，致脈往來艱澀，極不流利。
- **痰食膠固或氣滯血淤**：痰食膠固或氣滯血淤等導致氣血功能紊亂，氣血阻滯於脈道之內就會出現澀脈。

澀脈脈象圖

手感如「輕刀刮竹」，往來艱澀。

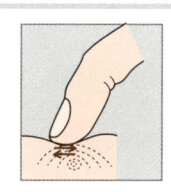

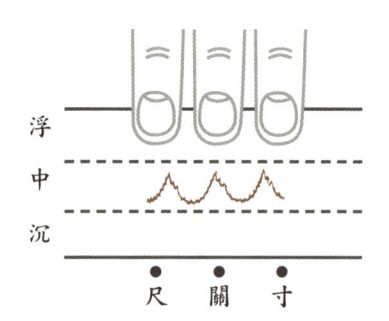

浮
中
沉

尺　關　寸

如輕刀刮竹，主傷精血少、痰食內停、氣滯血淤等證。

體狀詩

細遲短澀往來難，散止依稀應指間。
如雨沾沙容易散，病蠶食葉慢而艱。

主病詩

澀緣血少或傷精，反胃亡陽汗雨淋。
寒濕入營為血痹，女人非孕即無經。

澀脈對應的健康問題

澀而有力為實證，澀而無力為虛證。

澀脈有虛實之分。虛者多因氣血虧虛，營血運行艱難，導致脈行不暢、澀遲無力，常見的疾病有心臟病、男子傷精、女子半產失血等；實者多因氣、食、痰邪阻滯脈道，氣血運行不暢而使脈澀有力，常見的疾病有癥瘕、痞積等。

澀脈常見病症應用舉例

冠狀動脈心臟病：常因寒邪、痰結、血淤、食滯等，使心陽不足、血行淤阻所致。症見胸痛、心悸，劇烈運動和重體力勞作後出現心絞痛等。宜在醫生指導下，用養心扶陽、活絡化瘀、寬胸理氣的方式進行調理。

風濕痺痛：大多由衛外空虛，風乘虛而入，阻礙血脈的運行所致。症見痺痛、麻木、拘攣等。可在醫生指導下，在祛風、除濕、通絡的同時，重用活血之品進行調理。

寸口三部澀脈脈理說明圖

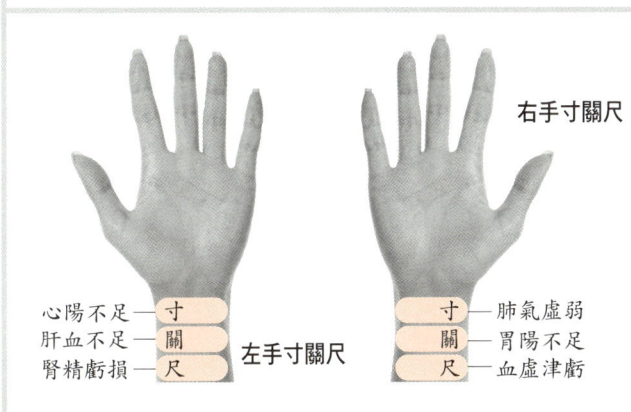

左手寸關尺：
- 寸 — 心陽不足
- 關 — 肝血不足
- 尺 — 腎精虧損

右手寸關尺：
- 寸 — 肺氣虛弱
- 關 — 胃陽不足
- 尺 — 血虛津虧

兼脈主病：澀脈與弦脈相兼為鬱滯；澀脈與結脈相兼為血凝；澀脈與弱脈相兼為氣衰；微脈與澀脈相兼為血虛；澀脈與沉脈相兼為陰衰；澀脈與浮脈相兼為表虛。

左手三部主病

左寸脈澀，常因心陽不足、寒阻心脈所致，可見胸悶、心痛以及心悸、怔忡之疾。左關脈澀，常由肝血不足、筋脈失養所致，可見脅痛、周身疼痛之疾。左尺脈澀，常因腎精虧損、陰液不足所致，可見腰痠膝軟、健忘失眠、頭暈耳鳴，婦人可見血虛經閉或月經澀少之疾。

右手三部主病

右寸脈澀，常因肺氣虛弱、宣降失職所致，可見咳嗽氣短、倦怠懶言、聲音低怯之疾。右關脈澀，常因胃陽不足、寒凝血滯所致，可見胃脘刺痛，痛有定處。右尺脈澀，常因血虛津虧、腸失滋養所致，可見腸燥便難。若婦人妊娠，血虛不足以養胎，常有墮胎之虞。

結脈：時而一止

結者，滯也，是形容脈搏的搏動偶有停歇、阻礙之勢。脈搏在遲緩之中時而一止的狀態，是緩慢性心律失常的複合脈。

脈象特徵

脈來緩慢，
時有中止，
止無定數。

結脈脈位居中，指下感覺脈來緩慢，一息不足四至（每分鐘 60 次以下），間有不規則歇止。

脈象形成的原理

- **積滯不散**：痰食飲邪積滯不散，阻礙血行，以致心陽澀滯，脈來遲緩中止。
- **氣血漸衰**：氣血漸衰，精力不繼，心陽不振，氣虛則血流不暢，以致遲緩中止。

結脈脈象圖

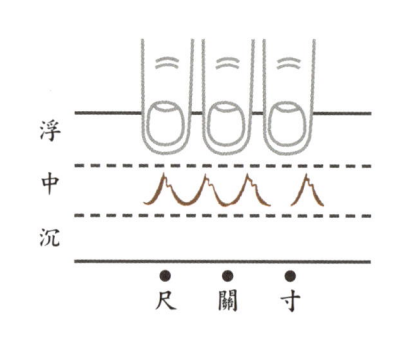

時而一止，主陰盛氣結。

體狀詩

結脈緩而時一止，獨陰偏盛欲亡陽。
浮為氣滯沉為積，汗下分明在主張。

主病詩

結脈皆因氣血凝，老痰結滯苦沉吟。
內生積聚外癰腫，疝瘕為殃病屬陰。

結脈對應的健康問題

結而有力多為氣血凝滯，結而無力多為元氣衰弱。

結脈為陰盛之脈，氣血凝滯、老痰內結、宿食停積、癥瘕積聚、疝痛氣塊、七情氣鬱者，多見結而有力；若元氣衰弱、久病虛損、精力不濟者，多見結而無力。

結脈常見病症應用舉例

獨陰偏盛： 多由元氣衰弱、陰邪偏盛、中氣虛寒、脾失健運所致。症見脘腹冷痛、手足不溫、不思飲食，或噁心嘔吐、吞酸吐涎，或腹痛下利、口淡不渴等。可在醫生指導下，選用理中丸、附子理中丸、丁蔻理中丸等中成藥進行調理。

鬱怒氣滯： 因飲食邪氣或七情鬱結而致；亦可因體弱、氣虛不運而引起。症見某一經絡或局部的脹滿、疼痛。宜採用行氣疏滯的方式進行緩解。可在醫生指導下，選用香蘇散、四磨湯、木香調氣飲、逍遙散等中成藥進行調理。

寸口三部結脈脈理說明圖

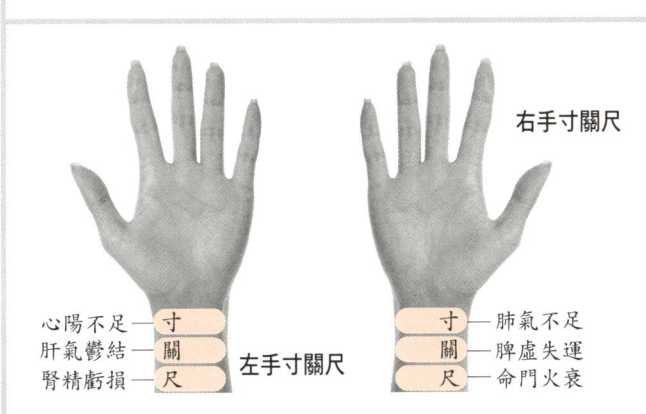

右手寸關尺

寸 — 肺氣不足
關 — 脾虛失運
尺 — 命門火衰

左手寸關尺

寸 — 心陽不足
關 — 肝氣鬱結
尺 — 腎精虧損

兼脈主病

結脈與浮脈相兼為寒邪滯經；結脈與沉脈相兼為積氣在內；結脈與澀脈相兼為瘀在內；結脈與滑脈相兼為老痰；結脈與數脈相兼為熱盛。

左手三部主病

左寸脈結，常因心陽不足、寒痰淤阻所致，可見心悸、氣短、胸悶疼痛之疾。左關脈結，常因肝氣鬱結、氣滯血淤所致，可見脅肋刺痛、胸悶善太息之疾。左尺脈結，常因腎精虧損、筋骨失養所致，可見腰膝痠軟、下肢痿弱之疾。

右手三部主病

右寸脈結，常因肺氣不足、痰飲壅結所致，可見咳喘胸滿、氣逆痰鳴之疾。右關脈結，常因脾虛失運、食滯脘腹所致，可見納呆噯腐、脘腹滿痛之疾。右尺脈結，常因命門火衰、陰寒內積所致，可見陽痿精冷、婦人宮寒不孕之疾。

> 數類脈包括數脈、疾脈、促脈、動脈四種脈象，其共同特點是脈象急促，一息五至以上。數脈主熱證，亦主裡證、虛證；疾脈主急性熱病；促脈主陽盛實熱、邪實阻滯；動脈主驚恐、疼痛。

數類脈

數脈：疾馬奔騰

數脈，就是脈搏跳動比較迅速的意思。對於數脈的判定也非常簡單，只要脈搏每分鐘跳動 90 次以上，都屬於數脈。

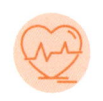

脈象特徵

脈來急促，
一息五六至。

數脈三部有脈，中取明顯，指下脈來頻數，一息五至以上（每分鐘 90 次以上）。

脈象形成的原理

- **邪熱亢盛**：邪熱亢盛，灼傷陰液，陽不附陰，陽氣亢奮，鼓蕩氣血，氣血運行加速，故致脈數。
- **久病陰虛**：久病陰虛，不能制陽，陽相對亢盛，虛熱內生，使氣血運行加快，數脈乃生。

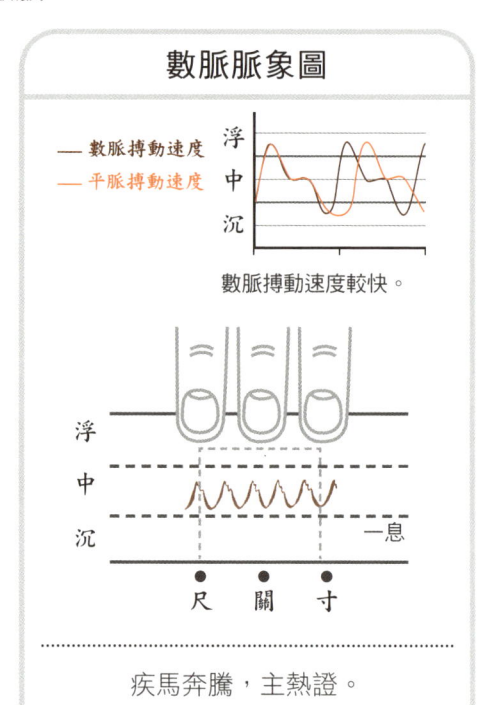

數脈脈象圖

—— 數脈搏動速度
—— 平脈搏動速度

浮
中
沉

數脈搏動速度較快。

浮
中
沉

一息

尺　關　寸

疾馬奔騰，主熱證。

體狀詩

數脈息間常六至，陰微陽盛必狂煩。
浮沉表裡分虛實，惟有兒童作吉看。

主病詩

數脈為陽熱可知，只將君相火來醫。
實宜涼瀉虛溫補，肺病秋深卻畏之。

數脈對應的健康問題

數而有力為實熱，數而無力為虛熱。

數脈主陽熱之證，但也有外感和內傷之別，而熱證又有虛實之分。症狀有發熱、惡寒、頭痛、目赤、口舌生瘡、咽喉腫痛、心煩口渴等。可根據實際情況，用清熱瀉火、滋陰降火等方式調理。

數脈常見病症應用舉例

外感邪熱：熱病初期多見數脈。症見體溫升高、惡寒、面赤、煩躁、舌紅，伴有口乾煩渴、尿少、便祕等。可在醫生指導下，選用銀翹散、桑菊飲等中成藥。

需要注意的是，如果患者出現高熱症狀，應該立即前往正規醫療機構就診。

胃熱消穀：胃中有熱，食物腐熟過度，使津液消耗以致易饑。症見胃口好、容易饑餓、經常口渴等。另外，部分患者還會出現口舌生瘡、牙齦腫痛、目赤耳鳴以及便祕等內火過旺的症狀。可在醫生指導下，選用玉女煎、牛黃清胃丸、清胃黃連丸等中成藥。

寸口三部數脈脈理說明圖

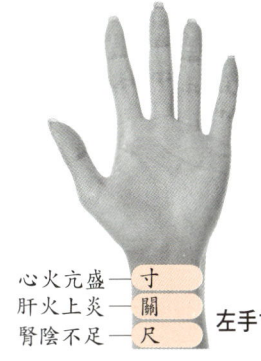

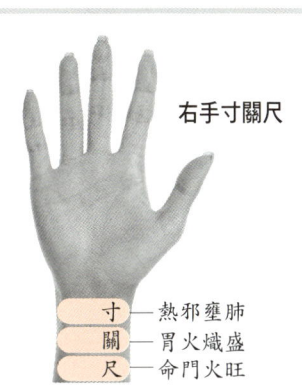

左手寸關尺：
- 寸：心火亢盛
- 關：肝火上炎
- 尺：腎陰不足

右手寸關尺：
- 寸：熱邪壅肺
- 關：胃火熾盛
- 尺：命門火旺

兼脈主病：數脈與洪脈相兼為實熱，或生瘡瘍；數脈與細脈相兼為陰虛內熱；數脈與弦脈相兼為肝火；數脈與滑脈相兼為痰火實熱。

左手三部主病

左寸脈數，常因心火亢盛所致，可見面赤口渴、口舌生瘡以及咽喉腫痛之疾。左關脈數，常因肝火上炎所致，可見目赤頭眩、清竅不利以及善怒煩躁之疾。左尺脈數，常因腎陰不足所致，多見五心煩熱、顴紅盜汗之疾。

右手三部主病

右寸脈數，常因熱邪壅肺所致，可見咳喘氣逆、痰黃黏稠，或咳吐膿血臭痰的肺癰之疾。右關脈數，常因胃火熾盛所致，可見齦腫齒痛、嘈雜吞酸、渴飲思冷之疾。右尺脈數，常因命門火旺所致，多見小便淋漓不暢、尿少澀痛；熱擾精室則多見遺精。

疾脈：脈來急疾

疾脈，顧名思義，指脈搏跳動非常迅速，快到極致的情況。一般來說一息有七、八至，即每分鐘脈搏跳動達 130～140 次。

脈象特徵

脈象極快、細小、軟弱。

疾脈以極快、細小和軟弱為特點，指下脈象的搏動可能細軟無力，也可能十分強而有力，兩次搏動之間的時間很短。

脈象形成的原理

- **實熱熾盛**：當體內實熱熾盛時，邪熱亢盛、正氣不虛，正邪相爭，因此脈象急疾。
- **陰液枯竭**：如果是陰液枯竭的虛證，陽氣無陰液可以依附而外脫，也會使得脈象疾而無力。

疾脈脈象圖

——數脈搏動速度
——疾脈搏動速度
——平脈搏動速度

浮 中 沉

浮 中 沉 一息

尺 關 寸

脈來急疾，主急性熱病或元氣將脫。

體狀詩

疾為急疾，數之至極。
七到八至，脈流薄疾。

主病詩

疾為陽極，陰氣欲竭。
脈號離經，虛魂將絕。
漸進漸疾，且多殞滅。

疾脈對應的健康問題

疾而有力，多為陽亢無制。脈疾而弱，多為虛陽外越。

疾脈多見於熱病後期，陽熱極盛，陰氣欲竭。熱來主傷元氣，壯火食氣，熱病後期，其氣必虛，疾脈的脈率越快，脈位越浮，則病情越重，預後越差。懷孕的女性在臨產時也會出現疾脈，此時應立刻前往醫院，避免出現意外。

疾脈常見病症應用舉例

溫病熱盛： 多由感受溫邪、熱邪所致。症見發熱、熱象偏盛，易化燥傷陰，伴有心煩、口渴、尿黃赤等症。宜在醫生指導下，選用蘆根、生地黃、石斛等進行調理。

癆瘵： 由稟賦不足、病後失調、營養不足等所致。症見咳嗽、咯血、胸痛、身體逐漸消瘦等。宜在醫生指導下，選用沙參、熟地黃、三七、黃精等進行調理。

值得注意的是，如果出現上述症狀，建議前往正規醫療機構進行檢查，確定疾病後再進行調理。

如果是肺結核等傳染性疾病，應嚴格遵醫囑治療，同時應該嚴格做好防範措施，防止傳染給他人。

寸口三部疾脈脈理說明圖

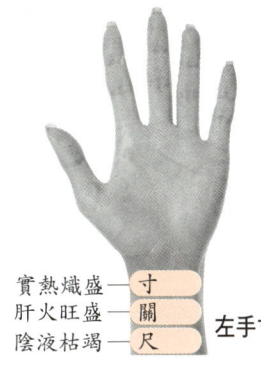

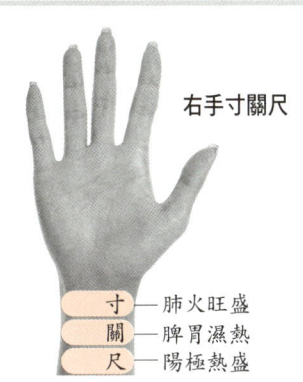

實熱熾盛 — 寸
肝火旺盛 — 關   左手寸關尺
陰液枯竭 — 尺

寸 — 肺火旺盛
關 — 脾胃濕熱   右手寸關尺
尺 — 陽極熱盛

兼脈主病
疾脈與洪脈相兼為煩滿；疾脈與沉脈相兼為腹痛。

疾脈主病

疾脈是陽極熱盛的表現，心動過速及新陳代謝增強者可出現疾脈。心陽欲脫如心力衰竭者亦可見疾脈出現。若疾而有力，按之愈堅，為陽亢無制之候，多於外感熱病之熱極時；若脈疾而弱，多為虛陽外越、元陽欲脫或衰竭及休克。孕婦臨產時亦可見此脈象。

促脈：時有中止

促，是形容短與速。促為陽邪內陷之象。促脈的脈象為往來急數，時有停止，隨即又恢復跳動，就像腿腳不麻利之人快步疾行一樣，快慢不一。

脈象特徵

脈來較促，
時有中止，
止無定數。

促脈脈位居中，指下感覺脈來頻數，一息五至以上（每分鐘 90 次以上）；或脈來快慢不一，間有不規則歇止。

脈象形成的原理

- **陽邪亢盛**：陽邪亢盛，熱迫血行；熱灼陰津，津血衰少，心氣受損致脈氣不相接續。
- **實邪阻遏**：氣滯血瘀、痰飲等實邪阻遏，氣虛無力外鼓，並無力推運血行，致使脈時有停止。

促脈脈象圖

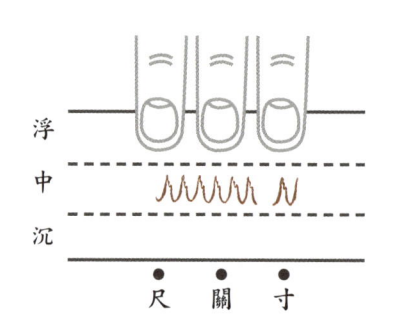

時有中止，
主陽盛實熱或邪實阻滯之證。

體狀詩

促脈數而時一止，此為陽極欲亡陰。
三焦鬱火炎炎盛，進必無生退可生。

主病詩

促脈惟將火病醫，其因有五細推之。
時時喘咳皆痰積，或發狂斑與毒疽。

促脈對應的健康問題

脈促有力，多為陽盛熱結之象；脈促而細小無力，多為虛脫之象。

促脈主陽盛熱結之氣血、痰飲、宿食停滯；亦主臟氣虛弱，陰血衰少。陽盛熱結，陰不和陽，故脈來急數有力而時見歇止。若真元衰憊，臟氣虛弱，陰血衰少，以致脈氣不相接，則脈促而細小無力，多屬虛脫之象。

促脈常見病症應用舉例

心陽虛衰： 由心氣虛損、真元衰憊所致。症見心悸、失眠、健忘、氣短、浮腫、喘咳、心臟疾患等。宜在醫生指導下，用炙甘草湯、加減複脈湯或生脈飲等進行調理。

氣滯食停： 由不規律飲食，或暴飲暴食，或過食肥甘厚膩所致。症見噯腐吐酸、大便溏泄、肢體困重、面目發黃、舌苔厚膩等。宜在醫生指導下，用麥芽、雞內金、神曲、厚朴、枳實、山楂等進行調理。

寸口三部促脈脈理說明圖

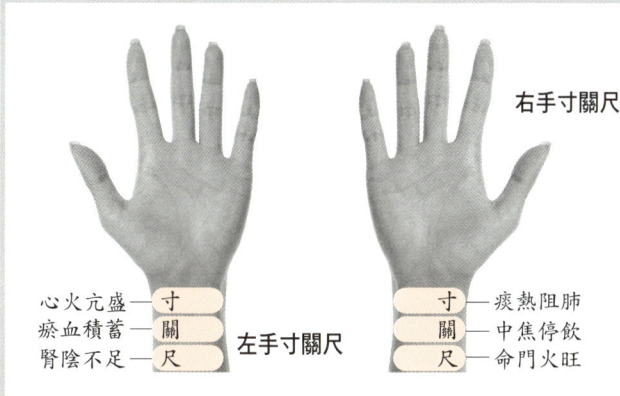

左手寸關尺：
- 寸 — 心火亢盛
- 關 — 瘀血積蓄
- 尺 — 腎陰不足

右手寸關尺：
- 寸 — 痰熱阻肺
- 關 — 中焦停飲
- 尺 — 命門火旺

兼脈主病： 促脈與浮脈相兼是陽明熱盛；促而洪實有力為熱，為邪滯經絡；促而無力細小為虛脫、心力衰竭、陰陽不相接續之候。

左手三部主病

左寸脈促，常因心火亢盛所致，可見心胸煩熱、心悸失眠，甚則狂躁、喜笑不休之疾。左關脈促，常因瘀血積蓄所致，可見脅肋刺痛、局部灼熱之疾。左尺脈促，常因腎陰不足、熱逼精泄所致，可見滑精、腰痠、盜汗之疾。

右手三部主病

右寸脈促，常因痰熱阻肺所致，可見咳喘、喉中痰鳴之疾。右關脈促，常因中焦停飲所致，可見腸鳴脘悶、食滯或食欲不振之疾。右尺脈促，常因命門火旺、腎陰被灼所致，可見滑精、腰痠、頭暈、耳鳴之疾。

動脈：形短如豆

動脈是脈診中非常特殊的脈形。首先動脈的脈速比較快，與數脈差不多；其次在關部可感覺到黃豆大小的一個區域，診脈時有動搖的感覺。

脈象特徵

形短如豆，
多見於關部。

動脈脈位居中，中取指下感覺脈形如豆，應指圓滑，往來流利，有一種迴旋前進的感覺；且一息五至以上（每分鐘 90 次以上），搏動有力，節律一致。

脈象形成的原理

- **驚恐、疼痛導致氣血紊亂**：驚恐慌張或疼痛氣結，導致氣血紊亂，失去制約，在脈道中相互搏擊，脈管隨著氣血竄動，呈現滑數有力的脈象。

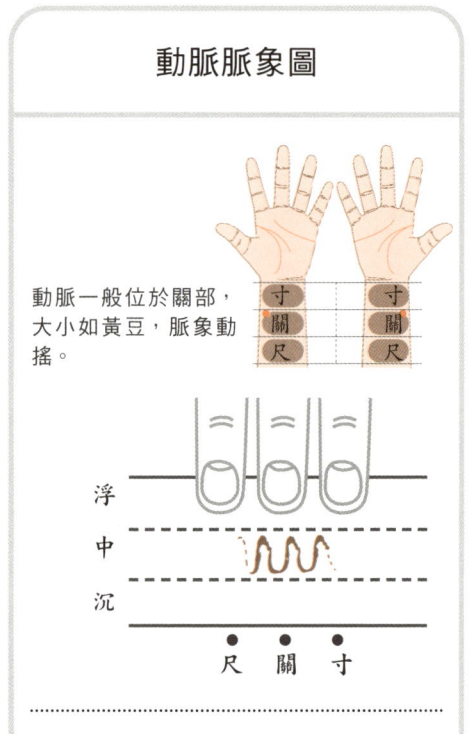

動脈脈象圖

動脈一般位於關部，大小如黃豆，脈象動搖。

形短如豆，主驚恐、疼痛之證。

體狀詩

動脈搖搖數在關，無頭無尾豆形團。
其原本是陰陽搏，虛者搖兮勝者安。

主病詩

動脈專司痛與驚，汗因陽動熱因陰。
或為瀉痢拘攣病，男子亡精女子崩。

動脈對應的健康問題

動脈較特殊，出現位置不同則提示不同的問題。

動脈僅見於關部則專司痛與驚。一般出現動脈時，表明心臟病已經比較嚴重了，此時應該及時就醫。若動脈僅見於寸部，主妊娠。

動脈常見病症應用舉例

猝暴疼痛：因陰陽失調、氣血逆亂、血行不通，導致局部突然疼痛。症見局部突然出現疼痛難忍，伴有面色青紫、手腳不溫、口唇發暗等症狀。宜在醫生指導下，使用行氣活血的藥物進行調理。

氣喘不臥：因外邪入侵或體內痰濕阻滯，導致氣不暢通。症見氣喘、呼吸困難，嚴重時不能平臥等。宜在醫生指導下，用理氣活血的藥物進行調理。

值得注意的是，心臟病患者也會出現這種症狀，因此要謹慎鑑別，及時就醫，以免延誤病情。

寸口三部動脈脈理說明圖

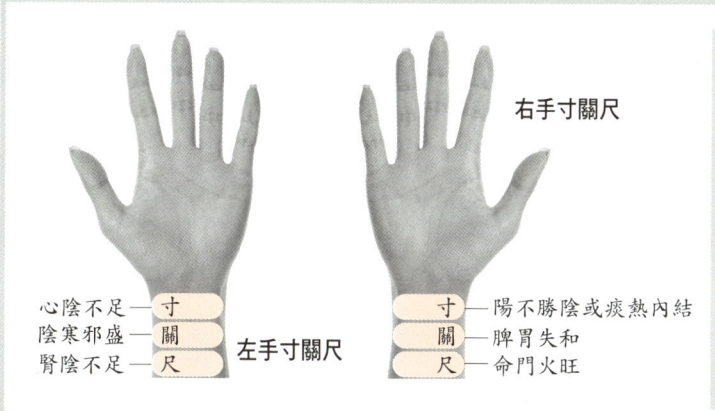

左手寸關尺：
- 寸 — 心陰不足
- 關 — 陰寒邪盛
- 尺 — 腎陰不足

右手寸關尺：
- 寸 — 陽不勝陰或痰熱內結
- 關 — 脾胃失和
- 尺 — 命門火旺

兼脈主病：動脈與滑脈相兼為痰濕證；動脈與數脈相兼為熱證；動脈與弱脈相兼為痛；動脈與實脈相兼為驚悸；動脈與虛脈相兼為失精；動脈與浮脈相兼為表邪。

左手三部主病

左寸脈動，常因心陰不足、心陽亢奮所致，可見心悸、怔忡、不寐之疾；若左寸動滑而身無疾，乃妊子脈象。左關脈動，常因陰寒邪盛、經氣受損所致，可見經脈拘急、腹脅疼痛之疾。左尺脈動，常因腎陰不足所致，多見五心煩熱、盜汗等疾。

右手三部主病

右寸脈動，常因陽不勝陰或痰熱內結所致，前者多見自汗，後者可見煩熱、咳喘之疾。右關脈動，常因脾胃失和所致，可見腹瀉、胃痛、下利之疾。右尺脈動，常因命門火旺所致，男性多見熱逼精泄，女性多見血崩之疾。

> 虛類脈包括虛脈、微脈、細脈、代脈、短脈五種脈象，其共同特點是應指無力，按之空虛。虛脈主各種虛證；微脈主氣血、陰陽俱虛；細脈主諸虛勞損、濕證等；代脈主臟器衰微；短脈主氣虛不足。

虛脈：虛如穀殼

虛脈的脈象是來勢遲緩，脈體寬大但觸之無力，隱隱搏動於指下，按之豁然空虛，像空虛無粒的穀殼一般，為無力脈的代表。

脈象特徵

舉之無力，按之空豁，
應指鬆軟，虛如穀殼。

脈搏搏動力量軟弱，寸、關、尺三部和浮、中、沉三候均無力，是脈管的緊張度弱、脈管內氣血充盈度不足的體現。

脈象形成的原理

- **氣虛**：氣虛，甚或陽虛，推動血液運行的力量薄弱，血脈搏擊無力，故脈象顯虛。
- **血虛**：血虛，甚或陰虛，陰血虧虛不能充盈血脈，故脈象顯虛。

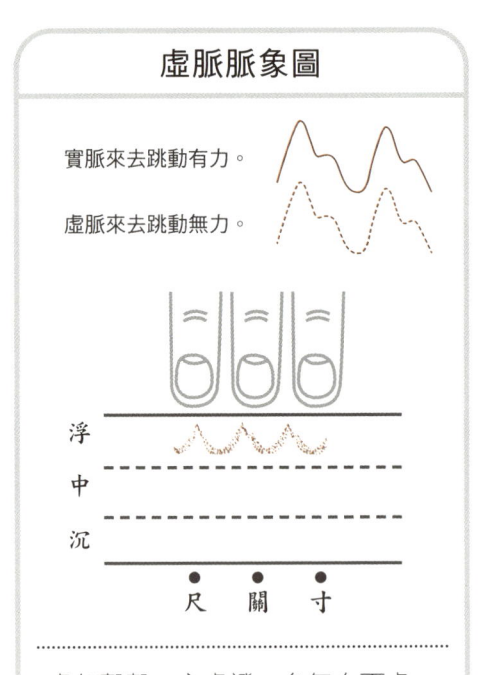

虛脈脈象圖

實脈來去跳動有力。
虛脈來去跳動無力。

浮
中
沉

尺 關 寸

虛如穀殼，主虛證，多氣血兩虛。

體狀詩
舉之遲大按之鬆，脈狀無涯類穀空。
莫把芤虛為一例，芤來浮大似慈蔥。

主病詩
脈虛身熱為傷暑，自汗怔忡驚悸多。
發熱陰虛須早治，養營益氣莫蹉跎。

虛脈對應的健康問題

遲而無力多陽虛，數而無力多陰虛。

虛脈主一切虛證，且多數情況下會出現寸、關、尺皆虛，所以虛脈診病更要根據其他因素綜合考量，以確定身體「虛」在何處，再採取相應的調養方式。

虛脈常見病症應用舉例

傷暑身熱：因夏季傷於暑邪，暑熱傷津所致。症見身熱多汗、氣粗、四肢疲乏等。宜在醫生指導下，用人參白虎湯或生脈飲以益氣護陰。

如患者出現嘔吐甚至昏迷的症狀，應及時前往正規醫療機構進行治療。

虛脫：因大量失血或者大汗、大吐、大瀉等所致。症見面色蒼白、虛汗淋漓、頭昏眼花、肢冷汗出等。出現這種情況，應儘快前往正規醫療機構進行治療，補充體液。預後宜在醫生指導下用參附湯、四逆湯、當歸補血湯等補氣補血。

寸口三部虛脈脈理說明圖

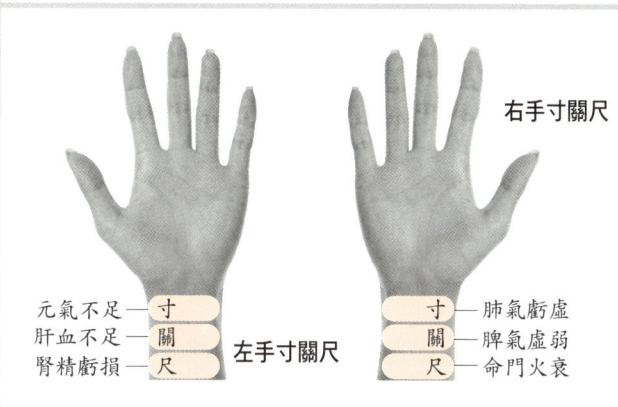

左手寸關尺
- 寸 — 元氣不足
- 關 — 肝血不足
- 尺 — 腎精虧損

右手寸關尺
- 寸 — 肺氣虧虛
- 關 — 脾氣虛弱
- 尺 — 命門火衰

兼脈主病

虛脈與浮脈相兼多為氣虛；虛脈與澀脈相兼多為血虛；虛脈與數脈相兼多為陰虛（肺痿）；虛脈與遲脈相兼多為陽虛。

左手三部主病

左寸脈虛，常因元氣不足、心失所養所致，多見心悸不安、失眠、頭暈之疾。左關脈虛，常因肝血不足、筋失濡養所致，可見筋軟無力、全身痠困之疾。左尺脈虛，常因腎精虧損、封藏失職所致，多見腰膝痠軟、滑精早洩之疾。

右手三部主病

右寸脈虛，常因肺氣虧虛、衛陽不固所致，多見自汗、懶言、氣短、咳逆之疾。右關脈虛，常因脾氣虛弱、納運失常所致，多見納少、食後腹脹、身倦無力、浮腫、便溏之疾。右尺脈虛，常因命門火衰、下元虛弱所致，多見形寒肢冷、陽痿不舉、遺精、早洩之疾。

微脈：水上浮油

微，有細弱、不顯之意。微脈是指脈幅細小，動脈血量減少而搏動無力的狀態。微脈有兩個特點，一是脈體「極細」，二是脈體「極軟」。其中，「極細」可以理解為「極小」，更甚於虛脈。

脈象特徵

極細極軟，
按之欲絕，
若有若無。

微脈輕按時，指下感覺脈體極細極軟，搏動無力；中按或沉取時，指下脈體如絕非絕，若有若無，模糊不清。

脈象形成的原理

- **氣血衰微**：因氣血衰微所致，氣衰則無力運血，血微則無以充實脈道，故脈道變細，營血不足，則脈勢軟弱無力，不任重按，欲絕不絕，形成細軟無力、似有似無的狀態。

微脈脈象圖

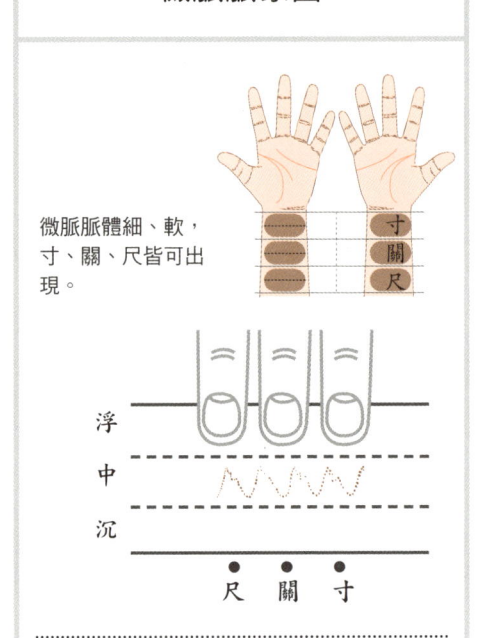

微脈脈體細、軟，寸、關、尺皆可出現。

如水上浮油，主陰陽、氣血虛甚。

體狀詩

微脈輕微瀲瀲乎，按之欲絕有如無。
微為陽弱細陰弱，細比於微略較粗。

主病詩

氣血微兮脈亦微，惡寒發熱汗淋漓。
男為勞極諸虛候，女作崩中帶下醫。

微脈對應的健康問題

多主陰陽、氣血虛甚，
久病多為正氣將絕，
新病多為陽氣暴脫。

多為陰陽、氣血虛甚。男子見微脈，多主各種虛勞。女子見微脈，多主崩中、帶下等婦科疾病。久病見之為正氣將絕，新病見之為陽氣暴脫。

微脈常見病症應用舉例

虛損不足：多由體內陽虛、氣虛所致。症見衰弱、便溏、畏寒等。宜在醫生指導下，服用四君子湯、補中益氣湯、補元湯等進行調理。

崩漏：因氣血不足所致。症見面色蒼白、經血量多如崩或淋漓不斷等。治療宜用牡蠣、龍骨、熟地黃、阿膠等進行調理。

值得注意的是，如果女性經血長期淋漓不盡，應該前往正規醫療機構進行治療。

寸口三部微脈脈理說明圖

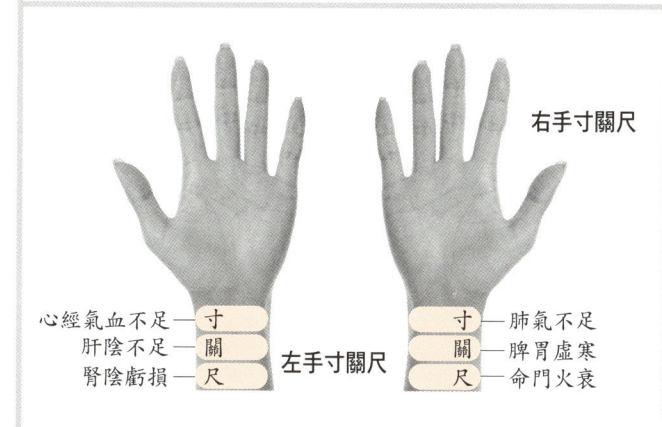

左手寸關尺：
- 寸——心經氣血不足
- 關——肝陰不足
- 尺——腎陰虧損

右手寸關尺：
- 寸——肺氣不足
- 關——脾胃虛寒
- 尺——命門火衰

兼脈主病

微脈與浮脈相兼是陽不足；微脈與沉脈相兼是陰不足；微脈與遲脈相兼為亡血；微脈與弦脈相兼為拘急；微脈與數脈相兼為氣虛中寒；微脈與澀脈相兼為營虛不足；微脈與細脈相兼是陰陽兩虛。

左手三部主病

左寸脈微，常因心經氣血不足所致，可見驚悸、怔忡、失眠、健忘、頭痛之疾。左關脈微，常因肝陰不足、氣血虛衰所致，可見胸悶氣短、四肢怕冷或拘急之疾。左尺脈微，常因腎陰虧損、衝任不足所致，可見遺精、腰膝痠軟、脊冷乏力，女子則見崩中下血。

右手三部主病

右寸脈微，常因肺氣不足所致，可見咳嗽氣短、痰稀苔白、倦怠畏寒之疾。右關脈微，常因脾胃虛寒所致，可見脘痞腹脹、納穀不化、乏力便溏之疾。右尺脈微，常因命門火衰、元陽不足所致，可見腹冷、便溏之疾。

細脈：細如絲線

細脈又名小脈，指脈管收縮細小，表明血管（動脈）收縮或血量減少，以致脈來形小如線。細脈脈位居中，中取時指下感覺脈形細小，用力按之才有明顯跳動。

脈象特徵

細如絲線，脈道狹小，
細直而軟，按之不絕。

細脈脈位居中，中取時指下感覺脈形細小，用力按之，乃有明顯跳動；脈象一息四、五至，脈體不長不短，搏動有力，往來流利，從容和緩，節律一致。

脈象形成的原理

- **氣血虧虛**：氣血虧虛，血不能充盈脈道，氣無力鼓動血液運行，脈道充盈不足，故而脈來形細如絲。
- **濕邪困阻**：濕邪困阻，陽氣被遏，無以推動氣血，以致脈管收縮變細，其充實度減小，致使脈來形細如線。

細脈脈象圖

細脈脈形細小而清晰，寸、關、尺皆可出現。

細如絲線，主諸虛勞損和濕邪阻滯。

體狀詩
細來累累細如絲，應指沉沉無絕期。
春夏少年俱不利，秋冬老弱卻相宜。

主病詩
細脈縈縈血氣衰，諸虛勞損七情乖。
若非濕氣侵腰腎，即是傷精汗泄來。

細脈對應的健康問題

主諸虛勞損，又主濕邪阻滯證。

細脈的形成多源於元陽不足，氣血俱虛，致脈管的充盈度不足，而諸虛、內濕、氣少血衰、勞損不足是常見的疾病成因。必要時，應結合西醫的檢測手段確定病因。

細脈常見病症應用舉例

貧血： 多由脾氣虛弱所致。症見面色無華、指甲色淡、神疲乏力等。如出現上述症狀且合併發熱時，應及時前往正規醫療機構進行診治，排除其他疾病後再進行調理。宜在醫生指導下，用生脈飲、四君子湯、補中益氣湯等進行調理。

虛寒冷嗽： 多由肺氣不足所致。症見咳喘、呼吸不利、惡寒等。宜在醫生指導下，用小青龍湯、射干麻黃湯等進行調理。

如果上述症狀持續時間較長或者合併發熱時，應及時前往正規醫療機構進行診治，排除如肺結核等傳染性疾病後再進行治療。

寸口三部細脈脈理說明圖

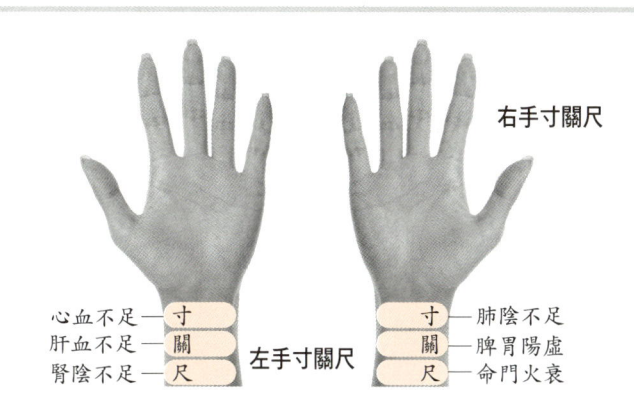

右手寸關尺

心血不足 — 寸
肝血不足 — 關　　左手寸關尺
腎陰不足 — 尺

寸 — 肺陰不足
關 — 脾胃陽虛
尺 — 命門火衰

兼脈主病

細脈與數脈相兼為熱邪；細脈與緊脈相兼為寒邪；細脈與沉脈相兼為濕痹；細脈與澀脈相兼為肝虛；細脈與弦脈相兼為血虛。

左手三部主病

左寸脈細，常因心血不足、心失所養所致，可見心悸怔忡、失眠多夢、健忘之疾。左關脈細，常因肝血不能上養於目所致，可見目澀頭眩、視力模糊之疾。左尺脈細，常因腎陰不足所致，可見腰痠乏力、耳鳴、遺精之疾。

右手三部主病

右寸脈細，常因肺陰不足所致，可見虛煩心熱、乾咳盜汗、聲音嘶啞、口咽乾燥之疾。右關脈細，常因脾胃陽虛、運化不力之致，可見胃脘脹滿、怕冷、嘔吐之疾。右尺脈細，常因命門火衰，不能溫煦脾陽所致，可見腹冷便瀉、完穀不化之疾。

代脈：緩而時止

代脈為脈動而中有歇止，不能自行恢復，下一次搏動又出現。脈位居中，指下感覺脈來緩慢，脈來一息不足四至（每分鐘 60～70 次或 60 次以下），間有規則歇止。

脈象特徵

緩而時止，
止有定數。

脈律不齊，表現為有規則歇止，歇止的時間較長，脈勢較軟弱。

脈象形成的原理

- **臟氣衰微**：臟氣衰微、氣血兩虛，不能推運血行而致脈來歇止，不能自還，良久復來。
- **受驚跌仆**：猝逢驚恐，或跌僕損傷，影響脈氣，以致脈氣不能相接。

代脈脈象圖

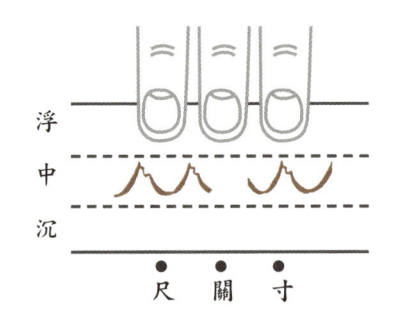

緩而時止，主臟氣衰微。

體狀詩
動而中止不能還，復動因而作代看。
病者得之猶可療，平人卻與壽相關。

主病詩
代脈元因臟氣衰，腹痛泄痢下元虧。
或為吐瀉中宮病，女子懷胎三月兮。

代脈對應的健康問題

代脈多是危險之象。

《脈經》上說：「脈結者生，代者死。」用現代醫學來解釋，代脈就是心臟出現了規則性的停止跳動，可能危及生命。體質特殊者或婦女妊娠時亦可見代脈，但脈象有力、和柔，若無其他症狀，則不作病脈論。

代脈常見病症應用舉例

中寒吐利：由胃氣衰微、口食寒物、鼻吸冷氣、中宮不能擔當所致。症見腹痛唇青、四肢厥冷、吐瀉交作、飲入即吐。如果患者症狀嚴重甚至昏厥，應該立刻前往正規醫療機構進行治療。待症狀緩解後，在醫生指導下，用附子理中丸、金匱腎氣丸、右歸丸等進行調理。

臟器衰微：多是陽氣衰弱的危重之象。症見身體疲憊、口不能言等。出現此種脈象時，應該及時前往正規醫療機構進行處理。待病情平穩後，在醫生指導下，用四逆湯、回陽救急湯等進行調理。

寸口三部代脈脈理說明圖

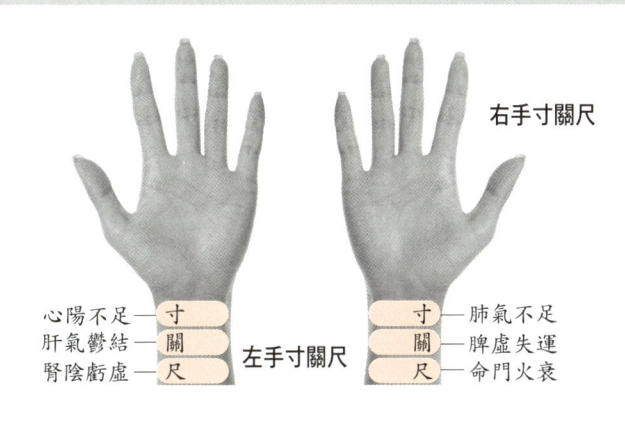

右手寸關尺

心陽不足 — 寸
肝氣鬱結 — 關
腎陰虧虛 — 尺

左手寸關尺

寸 — 肺氣不足
關 — 脾虛失運
尺 — 命門火衰

兼脈主病

代脈與遲脈、緩脈相兼表示氣絕；代脈與洪脈相兼表示病在絡脈；代脈與細脈相兼為溲便膿血；代脈與微脈相兼為津液枯乾；代脈與結脈相兼為心悸。

左手三部主病

左寸脈代，常因心陽不足所致，可見心悸、胸悶、氣短之疾。左關脈代，常因肝氣鬱結所致，可見胸脅痞塞、氣鬱不舒、脘悶納呆之疾。左尺脈代，常因腎陰虧虛所致，可見腰膝痠軟、少腹脹痛，以及失眠、便祕之疾。

右手三部主病

右寸脈代，常因肺氣不足、胸陽痺阻所致，可見胸悶、氣短、心悸、自汗之疾。右關脈代，常因脾虛失運、胃脘停滯所致，可見脘腹痞痛、納呆腹脹之疾。右尺脈代，常因命門火衰所致，可見便祕腸結、二便不暢之疾。

短脈：兩頭縮縮

　　縮者為短。短脈是指脈管的搏動範圍短小，不及本位的狀態。判定也很簡單，只要脈體沒有達到寸、關、尺「一寸九分」的長度，均為短脈。

脈象特徵

兩頭縮縮，
尺部常不顯。

　　短脈居中，脈體比較短，搏動範圍不足寸、關、尺三部的定位，常只出現在寸部或關部。

脈象形成的原理

- **氣滯血瘀或痰阻食積**：氣滯血瘀或痰阻食積，阻滯脈道，氣推動受阻，血行不暢，脈道充盈不足，致使脈動無力，寸、尺隱現短縮。
- **氣虛不足**：氣虛不足，無以鼓動脈道，也無力推動血行，以致脈來短小。

短脈脈象圖

短脈脈體較短，搏動範圍常不足寸、關、尺三部定位。

兩頭縮縮，主氣虛不足。

體狀詩
兩頭縮縮名為短，澀短遲遲細且難。
短澀而沉肺腎病，或因氣塞或因痰。

主病詩
短脈惟於尺寸尋，短而滑數酒傷神。
浮為血澀沉為痞，寸主頭疼尺腹疼。

短脈對應的健康問題

短而有力為氣滯，
短而無力為氣虛。

短脈多與氣虛分不開，各種與氣相關的健康問題都可能出現短脈。另外，痰飲、食積阻礙了氣道，也會出現短脈。

短脈常見病症應用舉例

氣虛：多由先天稟賦不足，或後天失養，或勞傷過度而耗損，或久病不復所致。症見身體虛弱、面色蒼白、四肢乏力等。宜在醫生指導下，用四君子湯、補中益氣湯等進行調理。

氣鬱：多與肝臟不適和情緒不舒有關。症見情緒低落、腹脹、噯氣、聲細無力等。宜在醫生指導下，用逍遙散、柴胡疏肝散等進行調理。同時應該注重心理疏導，培養積極樂觀的心態。此外，培養積極健康的業餘愛好，讓自己的生活豐富起來，也利於緩解氣鬱。

寸口三部短脈脈理說明圖

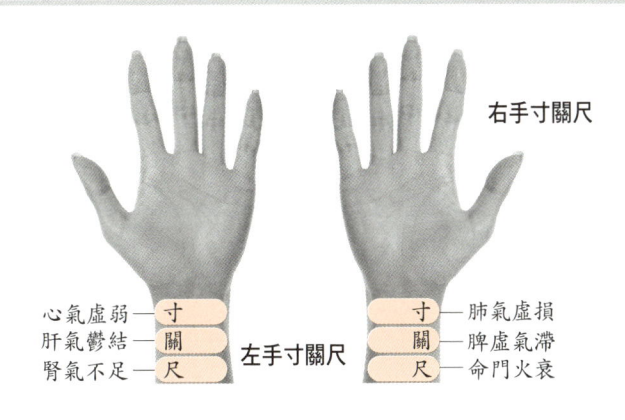

右手寸關尺

左手寸關尺

心氣虛弱 — 寸
肝氣鬱結 — 關
腎氣不足 — 尺

寸 — 肺氣虛損
關 — 脾虛氣滯
尺 — 命門火衰

兼脈主病

短脈與浮脈相兼為肺傷氣虛；短脈與沉脈相兼為心損氣證；短脈與澀脈相兼為痞氣；短脈與促脈、結脈相兼為痰氣、食積；短脈與數脈相兼為心痛、心煩；短脈與遲脈相兼為虛寒。

左手三部主病

左寸脈短，常因心氣虛弱，無力鼓動脈搏所致，可見心悸不安、氣短、失眠之疾。左關脈短，常因肝氣鬱結、氣鬱不暢所致，可見脅痛脹滿、善太息之疾。左尺脈短，常因腎氣不足所致，可見小腹疼痛、裡急，女性多見月經淋漓不斷之疾。

右手三部主病

右寸脈短，常因肺氣虛損所致，可見氣短咳喘、乏力自汗之疾。右關脈短，常因脾虛氣滯、胃失和降所致，可見脘悶納呆、噯氣嘔逆之疾。右尺脈短，常因命門火衰所致，可見陽痿、滑精、早洩之疾。

實類脈

實類脈包括實脈、長脈、滑脈、弦脈、緊脈五種脈象,其共同特點是應指充實而有力。實脈主氣血壅阻而亢盛;長脈主肝陽有餘、陽盛內熱;滑脈主體內有痰濕、火氣旺盛;弦脈主肝膽病;緊脈主寒氣侵襲。

實脈:如穀滿倉

實脈來去充盛有力,無論浮取、中取、沉取,指下均可感覺脈體寬大,有充實感,搏動強勁有力,且一息四、五至。

脈象特徵

來去充盛有力,應指充實,舉按皆然,如穀滿倉。

實脈指下脈象的搏動比正常脈象更強,脈形更寬大,通常出現於浮、中、沉的每部,與洪脈十分類似。但洪脈的脈象通常來盛去衰,而實脈的脈象則來去皆盛。

脈象形成的原理

- **外感內傷:** 外感或內傷時,邪氣亢盛,正氣不虛,奮起與邪氣相搏鬥,鼓盪氣血,脈管堅硬而飽滿,脈來跳動,堅實有力。
- **脾胃之氣衰竭:** 脾胃之氣衰竭,真氣外泄,脈來應指強勁有力,但失去和緩之象。

實脈脈象圖

實脈與平脈相比,脈形寬大,寸、關、尺皆可出現,且浮、中、沉每部均能出現。

如穀滿倉,主實證。

體狀詩
浮沉皆得大而長,應指無虛愊愊強。
熱蘊三焦成壯火,通腸發汗始安康。

主病詩
實脈為陽火鬱成,發狂譫語吐頻頻。
或為陽毒或傷食,大便不通或氣疼。

實脈對應的健康問題

實而有力多為火熱有餘之象,實而偏沉遲為寒證。

實脈為陽熱邪盛、鬱積不散之脈。實為火熱有餘之象,凡邪氣有餘、充實,陽熱內鬱所致高熱譫語、腑實便堅、三焦火盛、食滯脅痛,皆見實脈。實而偏沉遲,為實寒證。實脈見於正常人,必兼和緩之象,不屬病脈。部分正常人兩手六部脈均實大,而無病候,稱為六陽脈,亦屬正常生理現象。

實脈常見病症應用舉例

胃脘脹滿：由飲食失節、食滯中焦、胃失和降、運化失常所致。症見噯氣、胃脘飽脹、噯腐吞酸,或嘔吐未消化食物、大便不暢。宜在醫生指導下,用保和丸等進行調理。

癲疾狂亂：多由胃熱狂躁、火熾痰湧、上蒙心竅所致。症見神志錯亂、精神亢奮、喜笑不休、語無倫次、狂亂奔走、面赤苔黃。宜在醫生指導下,用桃核承氣湯,佐以可以祛除痰濁的藥物進行調理。

寸口三部實脈脈理說明圖

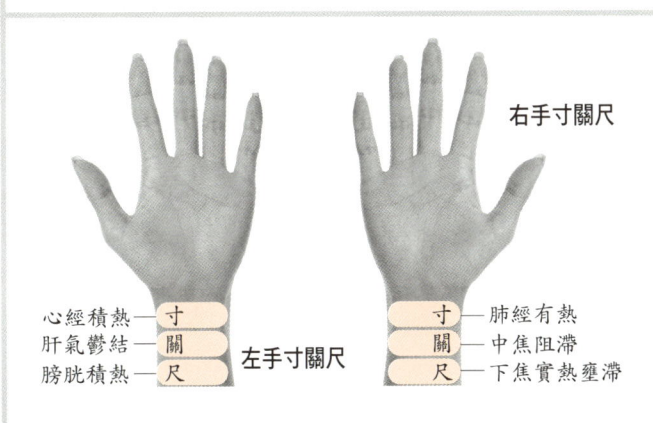

右手寸關尺

心經積熱—寸
肝氣鬱結—關　左手寸關尺
膀胱積熱—尺

寸—肺經有熱
關—中焦阻滯
尺—下焦實熱壅滯

兼脈主病
實脈與浮脈相兼為邪實;
實脈與沉脈相兼為裡邪、脹滿、閉結、滯積;
實脈與洪脈相兼為實熱;
實脈與滑脈相兼為痰凝。

左手三部主病

左寸脈實,常因心經積熱所致,可見口舌生瘡、心煩咽痛,甚者喜笑不休、發狂怒罵之疾。左關脈實,常因肝氣鬱結所致,可見腹脅脹痛、目赤腫痛、口苦呃逆之疾。左尺脈實,常因膀胱積熱所致,可見小便淋漓澀痛、尿血之疾。

右手三部主病

右寸脈實,常因肺經有熱所致,可見咳喘氣逆、痰黃、胸痛、咽痛、口渴之疾。右關脈實,常由中焦阻滯、運化不通所致,可見脘腹脹滿,以及反胃、呃逆之疾。右尺脈實,常因下焦實熱壅滯所致,可見便祕、腹脹痛之疾。

長脈：如循長竿

正常的脈位僅限於寸、關、尺的範圍內，如果脈搏的長度超過了這個範圍，如寸脈向手掌蔓延，尺脈向小臂蔓延就是長脈。向前超越寸部到魚際者，稱為「溢脈」；向後超越尺部者，稱為「覆脈」。

脈象特徵

應指範圍超過寸、關、尺三部，脈體較長。

長脈脈象的搏動通常比較強而有力。長脈是人體內邪氣熾盛所致，邪氣鼓動氣血，以致氣血運行出現異常，因此脈形長直，脈形遠遠超過寸、關、尺三部的每一部。

脈象形成的原理

- **氣逆壅盛**：人體氣逆壅盛，使血流加速，脈道充實，脈動超過寸、尺，其勢硬滿，形成長竿之狀。

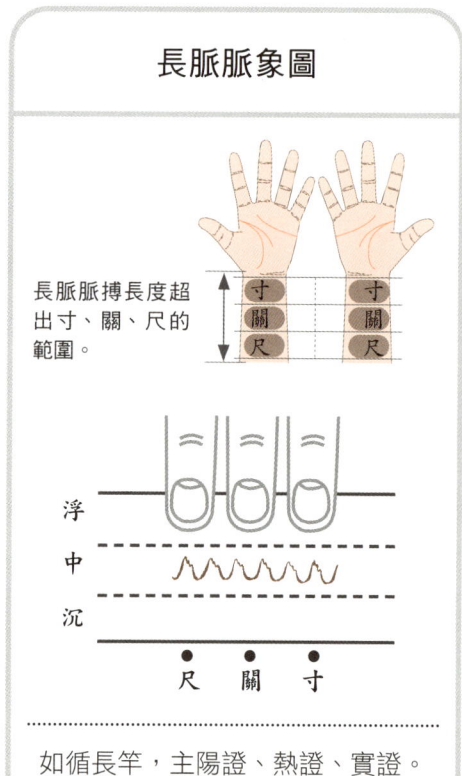

長脈脈象圖

長脈脈搏長度超出寸、關、尺的範圍。

如循長竿，主陽證、熱證、實證。

體狀詩

過於本位脈名長，弦則非然但滿張。
弦脈與長爭較遠，良工尺度自能量。

主病詩

長脈迢迢大小勻，反常為病似牽繩。
若非陽毒癲癇病，即是陽明熱勢深。

長脈對應的健康問題

長脈多主陽證、熱證和實證。

長脈主肝病、氣逆、火盛，以及癲癇、疝氣、痰濁諸病。四季中春主生發，人應其氣則脈亦長，若無其他病症，此種不屬於病脈。

長脈常見病症應用舉例

肝陽上亢：多由憂鬱、生氣、上火致肝氣鬱結、風陽上擾所致。症見眩暈、急躁易怒、失眠、目赤、耳鳴等。宜在醫生指導下，用天麻鉤藤飲、鎮肝熄風湯等進行調理。

癲狂：多由陽明熱盛、痰涎壅盛、邪火攻心所致。症見煩躁不安、面色晦暗、癲狂日久不癒等。宜在醫生指導下，用瓜蒂散、抵當湯等進行調理。

需要注意的是，瓜蒂散等藥物為湧吐類藥物，使用時應該注意用法用量，避免引起其他問題。

寸口三部長脈脈理說明圖

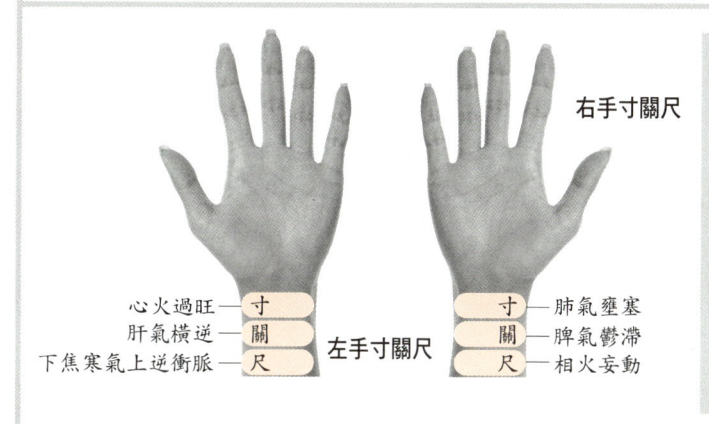

右手寸關尺

心火過旺 — 寸
肝氣橫逆 — 關
下焦寒氣上逆衝脈 — 尺

左手寸關尺

寸 — 肺氣壅塞
關 — 脾氣鬱滯
尺 — 相火妄動

兼脈主病

長脈與浮脈相兼多為外感邪氣或陰氣不足；長脈與洪脈相兼主有力，多為陽毒內蘊；長脈與滑脈相兼多為痰熱壅盛；長脈與弦脈相兼多為肝病；長脈與牢脈相兼多為積聚。

左手三部主病

左寸脈長，常因心火過旺所致，可見心中煩悶、失眠多夢之疾。左關脈長，常因肝氣橫逆、胃失和降所致，可見胸脅脹悶、呃逆、噯氣之疾。左尺脈長，常因下焦寒氣上逆衝脈所致，可見婦女經來腹痛、經期延後、尿赤淋痛、腹脹便閉、臍下悸動、少腹攻衝作痛之疾。

右手三部主病

右寸脈長，常因肺氣壅塞所致，可見胸滿氣逆、咳喘上氣之疾。右關脈長，常因脾氣鬱滯、胃失和降所致，可見胃脘脹痛、嘔惡呃逆之疾。右尺脈長，說明相火妄動，症見頭痛眩暈、視物不明、耳鳴耳聾、性欲亢進、便燥尿赤、少腹脹痛。

滑脈：如盤走珠

滑脈應指圓滑，如同圓珠流暢地由尺部向寸部滾動，浮、中、沉取皆可感到，有一種反覆旋轉、圓滑自如的感覺。

脈象特徵

往來流利，
如盤走珠，
應指圓滑。

滑脈指下脈象比正常脈象更圓滑流利，且因為體內邪氣熾熱較盛，所以滑脈的脈象大多比較強而有力，脈體比較寬大。

脈象形成的原理

- **陰邪內盛**：痰飲、食滯等陰邪內盛，氣血欲行而與邪搏擊，氣盛血湧，鼓動脈氣，脈象往來流利，指下圓滑。
- **邪熱波及血分**：邪熱波及血分，氣盛血湧，血行加速，鼓動脈氣，致使脈滑。

滑脈脈象圖

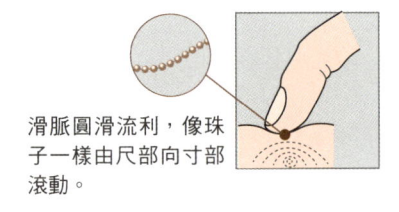

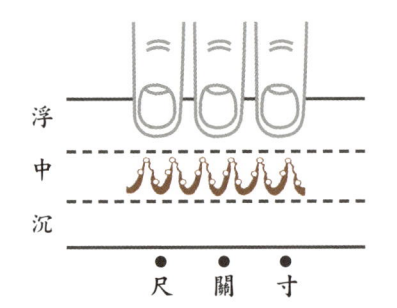

滑脈圓滑流利，像珠子一樣由尺部向寸部滾動。

浮
中
沉

尺　關　寸

如盤走珠，主痰證、食滯、實熱證。

體狀詩

滑脈如珠替替然，往來流利卻還前。
莫將滑數為同類，數脈惟看至數間。

主病詩

滑脈為陽元氣衰，痰生百病食生災。
上為吐逆下蓄血，女脈調時定有胎。

滑脈對應的健康問題

滑脈主痰飲、食滯、實熱諸證。

滑脈多與痰濕、實熱、食滯、蓄血相關。陰虛血熱、中焦虛寒亦可見滑脈，有時陽氣虛衰也可見。滑而和緩為平常人之脈，多見於青壯年。婦人脈滑且停經，應考慮妊娠，過於滑大則應考慮可能患有疾病。

滑脈常見病症應用舉例

痰飲水濕：由痰涎壅肺、水濕內停所致。症見咳嗽、喘息、氣短、痰鳴、夜間不能平臥等。宜在醫生指導下，選用二陳湯、葶藶大棗瀉肺湯等進行調理。

積滯下利：因積滯熱邪，薀於腸間所致。症見下利膿血、腹瀉不爽、裡急後重等。宜在醫生指導下，選用大承氣湯、白頭翁湯等進行調理。

寸口三部滑脈脈理說明圖

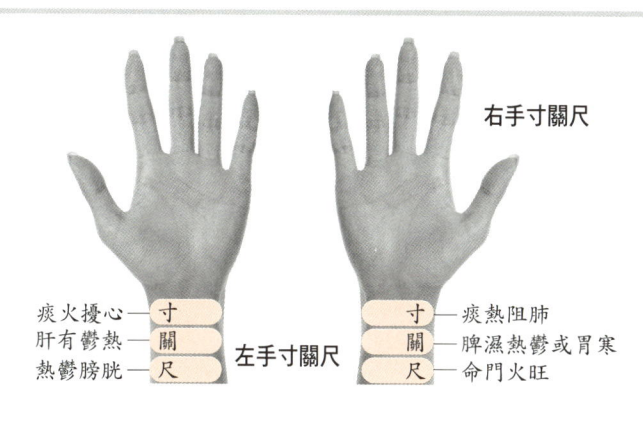

左手寸關尺
- 寸 —— 痰火擾心
- 關 —— 肝有鬱熱
- 尺 —— 熱鬱膀胱

右手寸關尺
- 寸 —— 痰熱阻肺
- 關 —— 脾濕熱鬱或胃寒
- 尺 —— 命門火旺

兼脈主病
滑脈與浮脈相兼為風痰；滑脈與沉脈相兼為痰在裡；滑脈與數脈相兼為痰火宿食；滑脈與短脈相兼為氣寒；滑脈與緩脈相兼為熱中；滑脈與遲脈相兼為下利。

左手三部主病

左寸脈滑，常因痰火擾心、包絡受邪所致，可見心悸、失眠；脈兼大而實，主心經積熱，痰熱蒙閉清竅，可見舌強、狂亂之疾。左關脈滑，常因肝之鬱熱上蒙清竅所致，可見耳鳴目赤、頭痛頭暈之疾。左尺脈滑，常由熱鬱膀胱所致，可見溲短赤痛、淋漓不暢之疾。

右手三部主病

右寸脈滑，常因痰熱阻肺所致，可見咳嗽胸悶、痰稠色黃，以及口乾、頭暈之疾。右關脈滑，常因脾濕熱鬱或胃寒所致，可見吞酸噯腐、噁心、口臭之疾。右尺脈滑，常因命門火旺、熱逼精泄所致，可見腰痠、滑精、頭暈、耳鳴之疾。

弦脈：如按琴弦

弦脈，顧名思義就是像按在弦上一樣，輕輕按的時候，有點像琴弦，稍微用力，就像按在緊繃的弓弦上。比較明顯的病理性弦脈，在脈診時甚至有按在刀刃上的感覺。

脈象特徵

端直而長，
如按琴弦。

脈形端直而細長，脈勢較強，脈道較硬。診脈時，有挺然指下、直起直落的感覺，中醫形容此為「從中直過」、「挺然於指下」。

脈象形成的原理

・**氣逆上犯**：情志不舒，肝氣鬱結或亢盛，致使陰陽不和、氣逆上犯，導致經絡拘束，影響血行，使氣血收斂或壅迫，經氣遠行不暢，而使脈來急直而長，挺然指下，狀如琴弦。

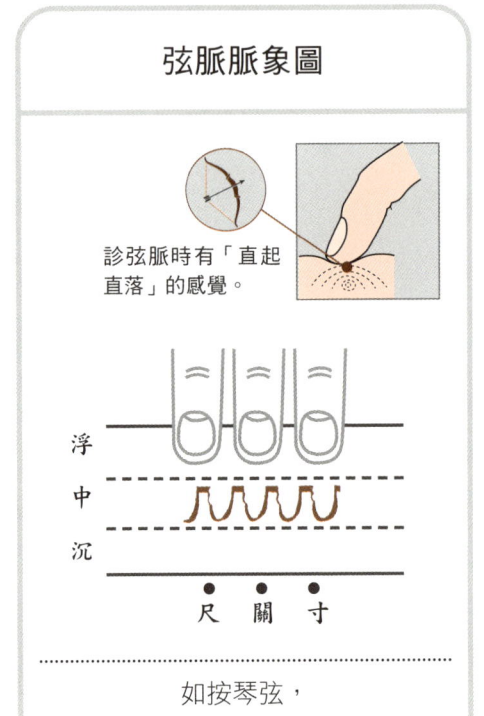

弦脈脈象圖

診弦脈時有「直起直落」的感覺。

浮
中
沉

尺 關 寸

如按琴弦，
主肝膽病、疼痛證、痰飲等。

體狀詩
弦脈迢迢端直長，肝經木旺土應傷。
怒氣滿胸常欲叫，翳蒙瞳子淚淋浪。

主病詩
弦應東方肝膽經，飲痰寒熱瘧纏身。
浮沉遲數須分別，大小單雙有重輕。

弦脈對應的健康問題

弦脈主肝膽病。對應各臟腑，多與各種疼痛相關。

弦脈主收斂病，代表了氣機不舒展。大多數弦脈與肝病有關，因為肝主筋，脈道的柔軟、弦硬與筋之弛緩、強勁之性相同；肝病多鬱滯，肝氣失於條達則脈多弦勁，故稱弦脈「在臟應肝」，多主肝膽病變。對應各臟腑時，弦脈多與各種疼痛相關聯。

弦脈常見病症應用舉例

肝鬱：多由情志不遂或因病邪侵擾，阻遏肝脈所致。症見情志憂鬱、胸脅或少腹脹滿竄痛、脅下腫塊，婦女可見乳房脹痛、月經不調等。宜在醫生指導下，用逍遙散、柴胡疏肝散等進行調理。

肝火旺：多因情志不遂、氣鬱化火或肝經蘊熱所致。症見頭暈、煩躁、易怒、口苦、失眠多夢、大便祕結等。建議在醫生指導下，以清肝瀉火為主進行調理，並輔以心理疏導。

寸口三部弦脈脈理說明圖

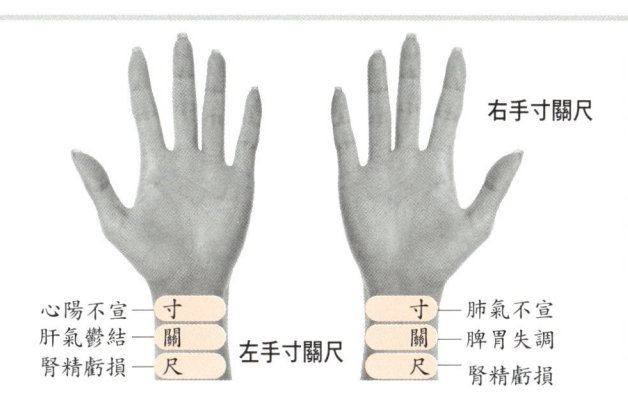

左手寸關尺
- 寸 — 心陽不宣
- 關 — 肝氣鬱結
- 尺 — 腎精虧損

右手寸關尺
- 寸 — 肺氣不宣
- 關 — 脾胃失調
- 尺 — 腎精虧損

兼脈主病

弦脈與數脈相兼為肝經有火；弦脈與遲脈相兼為虛寒；弦脈與緊脈相兼為痰；弦脈與細脈相兼為痰飲內痛；弦脈與沉脈相兼為懸飲痰飲；弦脈與滑脈相兼為積滯。

左手三部主病

左寸脈弦，常因寒邪鬱閉、心陽不宣所致，可見胸悶氣短、心中痛、息弱、心悸之疾。左關脈弦，常因肝氣鬱結、膽失疏泄所致，可見痰瘕、胸脅脹痛、善太息之疾。左尺脈弦，常因少腹積寒、腎精虧損所致，可見疝痛，或見腰膝痠軟、腎虛、滑精、早洩。

右手三部主病

右寸脈弦，常因痰飲停胸、肺氣不宣所致，可見頭痛、胸脅滿悶、咳嗽氣逆之疾。右關脈弦，常因脾胃失調、寒凝氣滯所致，可見脘腹冷痛、喜按之疾。右尺脈弦，常因寒積少陰、腎精虧損所致，可見拘攣、寒疝腹痛、陽痿早洩之疾。

緊脈：牽繩轉索

緊脈的脈象來去皆緊張有力，指下觸之，如轉動的繩索，左右無常位；又如觸及在連接竹筏的繩索上，繃急而有力。

脈象特徵

脈形緊急，
如牽繩轉索，
或按之左右彈指。

緊脈比弦脈更為緊繃，且有旋轉絞動或左右彈指的感覺，但脈形不像弦脈那般直長。

脈象形成的原理

- **寒邪入侵**：當寒邪侵襲人體後，寒性收引，導致脈管緊縮而拘急，因此出現脈來繃緊的緊脈。

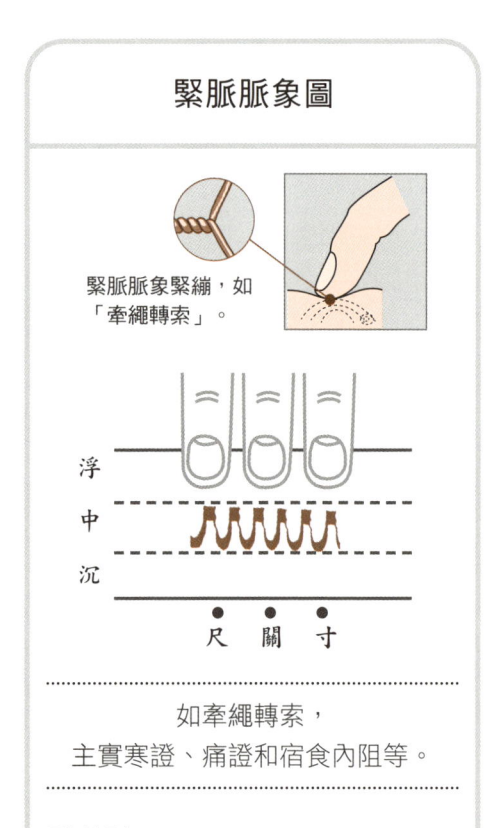

緊脈脈象圖

緊脈脈象緊繃，如「牽繩轉索」。

如牽繩轉索，
主實寒證、痛證和宿食內阻等。

體狀詩

舉如轉索切如繩，脈象因之得緊名。
總是寒邪來作寇，內為腹痛外身疼。

主病詩

緊為諸痛主於寒，喘咳風癎吐冷痰。
浮緊表寒須發越，緊沉溫散自然安。

緊脈對應的健康問題

緊脈多主寒、主痛。

緊脈主寒證，如外感風寒，脈為浮緊，是太陽傷寒證的表現；或寒邪入裡，脈為沉緊，多見於裡實寒證。緊脈也主痛證，多見各種寒邪侵襲所致的臟腑、經絡疼痛。此外，緊脈亦主呃逆、傷寒、下利、驚風、宿食等疾病。

緊脈常見病症應用舉例

風寒感冒： 多由外感風寒、衛陽鬱結、熱因寒束所致。症見惡寒、頭痛、肢體痠痛、咽癢等。宜在醫生指導下，服用蔥豉湯、荊防敗毒散等進行調理。

動脈硬化： 多由高血壓、高血脂症、吸菸、飲酒、肥胖所致。症見心悸、胸痛、胸悶、頭暈、四肢涼麻等。宜在醫生指導下，服用溫膽湯、血府逐瘀湯、桃仁承氣湯等進行調理。需要注意的是，運用這些藥物時，應首先排除其他心腦血管疾病，以免出現意外。

寸口三部緊脈脈理說明圖

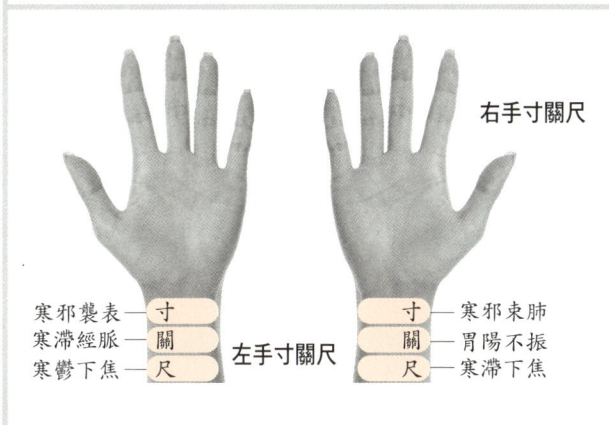

寒邪襲表 — 寸
寒滯經脈 — 關　左手寸關尺
寒鬱下焦 — 尺

寸 — 寒邪束肺
關 — 胃陽不振
尺 — 寒滯下焦
右手寸關尺

兼脈主病

緊脈與浮脈相兼在表，為傷寒發熱、頭痛咳嗽；緊脈與沉脈相兼在裡，為腹痛或脹滿、嘔吐瀉痢、風痛等；緊脈與洪脈相兼為癰疽；緊脈與實脈相兼為疝瘕；緊脈與澀脈相兼為寒痹。

左手三部主病

左寸脈緊，常因寒邪襲表所致，可見發熱惡寒、項強、頭痛無汗之疾。左關脈緊，常因寒滯經脈所致，可見肋脅疼痛、四肢拘急之疾。左尺脈緊，常因寒鬱下焦所致，可見腰膝及少腹冷痛、小便不暢之疾。

右手三部主病

右寸脈緊，常因寒邪束肺、肺氣鬱閉所致，可見咳嗽上氣、喘鳴、惡寒發熱之疾。右關脈緊，常因胃陽不振、寒滯脘腹所致，可見嘔吐、脘脹、納少、腹痛之疾；兼滑脈多屬食積不化，可見脘腹脹痛、噯腐吞酸之疾。右尺脈緊，常因寒滯下焦所致，可見臍下痛、疝氣、奔豚之疾。

第三章

如何區分脈象

對於初學脈診者而言,要想準確鑑別脈象,不僅要掌握正確的診脈方法,還要掌握正確區分各種脈象的方法。本章介紹了相似脈象以及相對脈象的區分方式。現在,就一起來學習如何區分脈象。

相似脈象快速區分

脈位較淺的相似脈

浮脈、散脈、革脈、芤脈、虛脈的部位較淺。浮脈舉之有餘，按之不足；散脈指下渙散，如風吹毛；革脈中空而見脈弦；芤脈中空而邊實；虛脈舉之無力，按之空豁，應指鬆軟。

浮脈

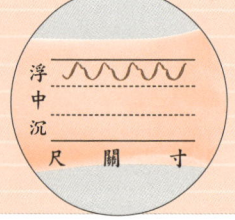

脈形不大不小，輕取明顯，重按稍減，脈體沒有空虛感。

寸、關、尺皆可觸到浮脈。

浮脈多主表證，浮而有力為表實，浮而無力為表虛。

散脈

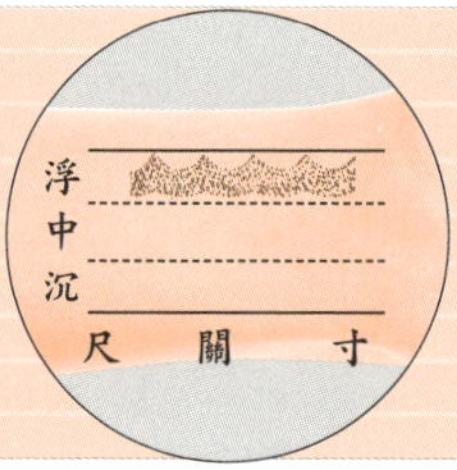

散脈表現為浮散無根，如楊花一般。

浮散指診脈時輕取感覺分散凌亂，加大力度時脈搏越來越弱，重取反而感覺不到了。

散脈主元氣耗散。久病之人出現散脈，說明陽氣耗損嚴重，必須加以救治。懷孕婦女出現散脈，如果距離預產期較近，是即將分娩的徵兆；如果距離預產期較遠，可能有流產的隱患。

> 煩躁失眠者脈象多浮，大多由心火上炎導致，日常調理一般以滋陰清熱、養心安神為主。
>
> 夏秋交替時節出現浮脈，如無其他症狀，則為正常現象；一些體脂率較低的人，體表脂肪層比較薄，導致脈象偏浮，也屬正常現象。

革脈

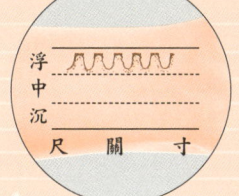

革脈脈象浮而搏指，中空外堅，如按鼓皮。

在切革脈時，手指感覺有一定的緊張度。

革脈大多因亡血失精，又感寒邪所導致。婦女半產崩漏、男子亡血失精，多會導致革脈出現。

芤脈

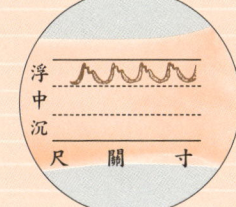

芤脈的脈象浮大而軟，手指按下去感覺中央空虛，兩邊充實。

芤脈多呈條形，寸、關、尺皆可出現，浮取即得。

芤脈多見於各種急性大出血（且多見於大出血之後），急性胃腸炎等。

虛脈

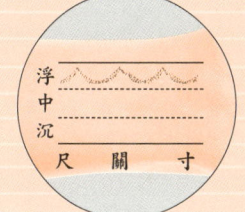

虛脈是一切無力脈的總稱。脈象特點是脈搏搏動力量較弱，且脈管的緊張度減弱、脈管內充盈度不足。虛脈寸、關、尺三部均無力。

虛脈主各種虛證，但是具體是陰虛、陽虛、氣虛還是血虛，需要結合其他症狀來謹慎判斷。

脈位較深的相似脈

沉脈、牢脈、伏脈三種脈皆位於沉位，區別在於沉脈位於筋骨處，重按才可獲取；牢脈比沉脈深沉，但比伏脈稍淺，幾乎貼著筋骨固定不移地搏動，且脈形較為弦長；伏脈在三者中最深沉，位於筋骨間，即使重按也不易得，必須貼著筋骨才能觸及。

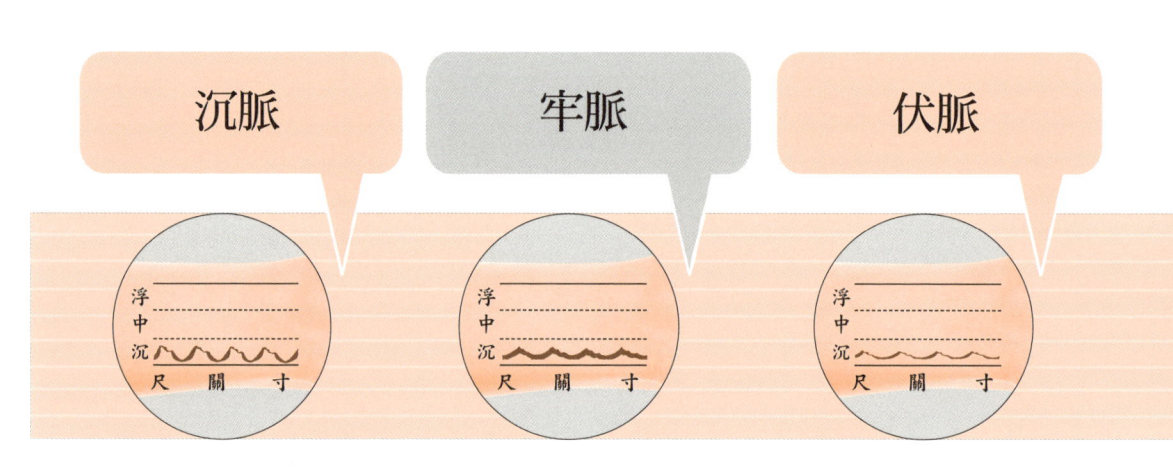

沉脈

沉脈輕取不應，重按始得，舉之不足，按之有餘，如石沉水。

沉脈是裡證的脈象。沉而有力是痰食寒邪積滯所致；沉而無力是陽氣衰弱或氣鬱所致。

冬季若出現沉脈但至數正常，脈象從容平和，且無其他症狀出現，可視為平脈。

牢脈

牢脈脈形沉而實大弦長，輕取、中取均不應，沉取始得，堅著不移。牢脈脈勢大、脈形長。

牢脈多主寒證、裡證，亦主氣閉、積熱、頑痰、食積、瘀血等。

伏脈

伏脈脈位比沉脈更深，需重按著骨方可應指，甚至伏而不現。多為休克的先兆或表明該人易患危急重症及疑難病。

伏而有力為實邪內伏，氣血阻滯，症見氣閉、熱閉、寒閉、痛閉，以及痰食水飲阻滯或劇烈疼痛。伏而無力為久病體虛，陽虛欲絕。

脈搏跳動緩慢的相似脈

遲脈、緩脈、澀脈三種脈都比正常脈稍慢，區別在於遲脈一息只有三至；緩脈比遲脈略快，一息四至；澀脈的脈形偏細且短促，往來艱澀，因此脈率比正常脈稍慢。

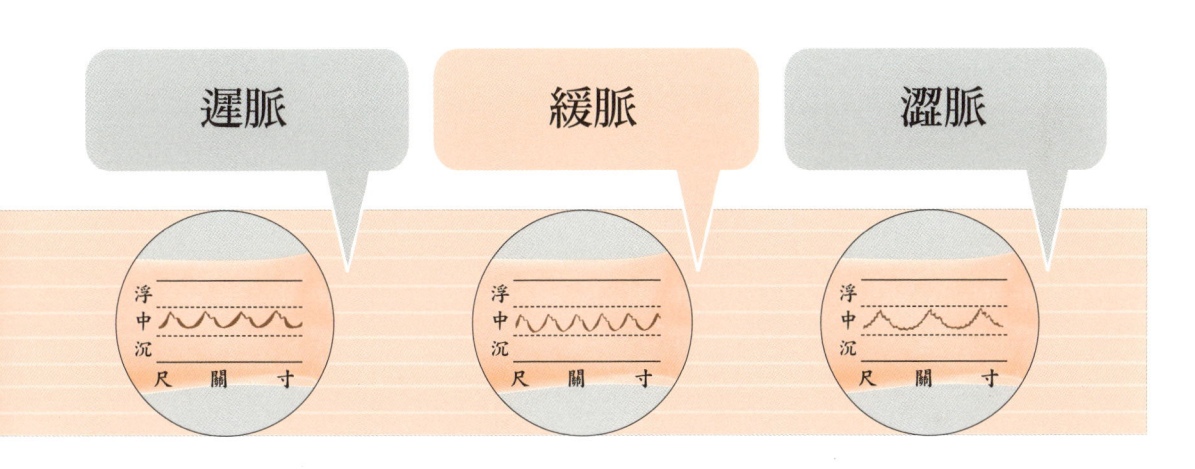

遲脈

遲脈指脈來緩慢，一息不足四至（每分鐘不足60次）。

浮、中、沉均可見遲脈。

遲脈大多與寒證有關，但是不拘泥於寒證。寒主凝滯，寒邪入侵導致氣血運行受阻，在脈象上就表現為遲脈。邪熱結聚，阻滯氣血運行，也見遲脈，但遲而有力。

緩脈

緩脈的脈象來去稍快於遲脈，一息四至，應指柔和舒緩，往來節律均勻。

緩脈有兩種情況：一是平緩脈，可見於正常人；二是脈勢縱緩，緩怠無力。緩脈多由脾虛或濕邪困阻所致。當出現緩脈時，有可能是脾虛了，要健脾養胃、助運化濕。

澀脈

澀脈的脈象細而遲緩，往來艱難。澀脈脈體短而散漫，脈律與脈力不勻，應指如輕刀刮竹。

氣滯、血瘀、痰濁、飲食過度等實證都會導致脈象澀而有力。氣血虧虛也會導致澀脈。

脈搏跳動偏快的相似脈

數脈、疾脈、滑脈、動脈四種脈的脈率都較快，區別在於數脈在一息之間，脈來超過 5 次；疾脈的脈率比數脈更快，一息七、八至以上，相當於每分鐘脈搏跳動 130 次以上；滑脈往來非常流暢，脈形圓滑而流利，如圓珠般反覆旋轉；動脈如豆般圓滑，脈象滑數而有力，但搖擺不定。

數脈

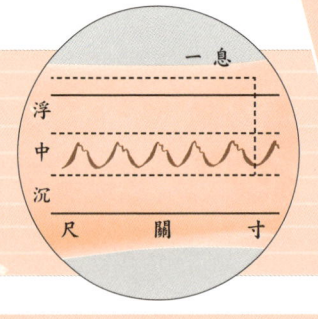

數脈指脈來急促，一息五、六至（每分鐘脈搏跳動 90 次以上），如疾馬奔騰。

數脈呈條狀，寸、關、尺皆有；浮、中、沉取皆可見數脈。

數脈大多與熱證相關，有力為實熱，無力為虛熱；但也見於虛證，可見血虛、氣虛。

疾脈

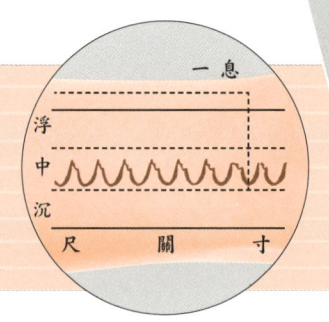

疾脈是指脈搏跳動非常迅速，快到極致的情況，一般來說，一息七、八至（每分鐘脈搏跳動 130 次以上）。

疾脈多見於熱病後期，陽熱極盛，陰氣欲竭；且脈率越快，脈位越浮，往往病情越重，預後越差。

口舌生瘡是**數脈**體徵的一種表現，說明體內有**實熱**，治療以**清熱解毒**為主。

未成年人因其新陳代謝旺盛，出現數脈且無其他病症時多為正常現象。懷孕婦女如果出現疾脈，則多為臨產的徵兆。

滑脈

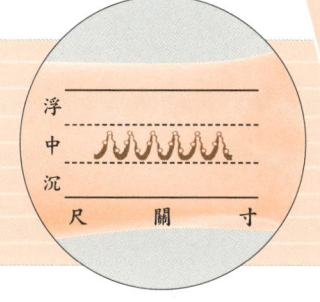

滑脈往來流利，如盤走珠，應指圓滑，往來之間有一種迴旋前進的感覺。

滑脈多主痰證、食滯、實熱證。

育齡婦女如果出現滑脈，且伴有停經、飲食有偏好等情況，則多為妊娠脈。

動脈

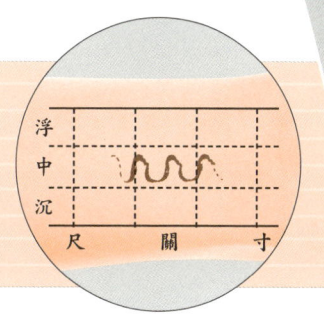

動脈是指脈來流利，形短如豆，頻數而搏動有力的狀態。

動脈多見於關部。

動脈是陰陽失和、氣血衝動的表現，驚恐、氣虛、血虛、亡精、津虧、各種痛證時可見動脈，亦可見於癥瘕積聚。

脈形細小、軟弱無力的相似脈

濡脈、弱脈、微脈、細脈四種脈都屬於細軟無力的脈象，區別在於濡脈的脈位浮，輕取就能感覺到；弱脈的脈位沉，必須重按才能感覺到；微脈脈象模糊不清，若有若無，似絕非絕；細脈的脈形雖細小，卻跳動明顯，不像微脈模糊不清。

濡脈

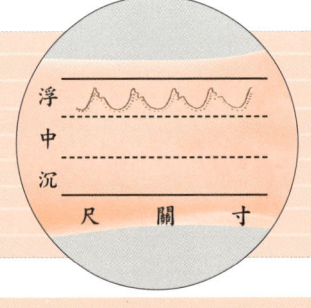

濡脈極軟而浮細，就像帛在水中一樣，用手輕摸有感覺，稍一用力則無。

濡脈主氣血雙虧，又主濕邪留滯。

弱脈

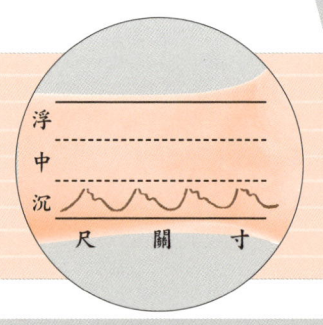

弱脈指極軟而細的脈，弱如老翁，且具有以下特點：一是脈形細，二是脈體軟，三是脈位沉。

弱脈搏動部位在皮肉之下，深可至骨。

弱脈主陽氣虛衰或氣血俱衰。

剛生產的婦女或大病初癒的人，如果出現濡脈，多是氣血損傷的症候。此種情況，可在醫生的指導下服用補氣養血的藥物緩解。如果平常人出現濡脈，是脾胃兩虛的表現，即使暫時沒有表現出不適，也應該加以重視。

老年人如果在秋冬季節出現細脈，且無其他症狀時，多為正常現象。弱脈經常見於老年人，如果見於青少年或者青壯年，應該加以重視，找出原因並對症處理。

微脈

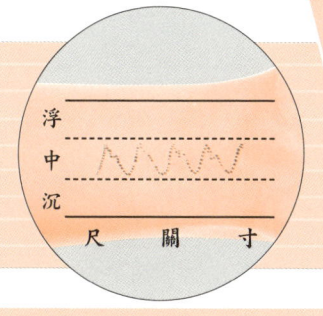

微脈極細極軟，按之欲絕，若有若無，如水上浮油。與細脈相比，微脈脈形更細。

微脈是具有複合因素的脈象。

微脈為氣血虧虛之候，多為氣血不足、元陽虧損之兆。

男子「五勞」、「六損」等症，或女子崩漏帶下等症，均可見微脈。

細脈

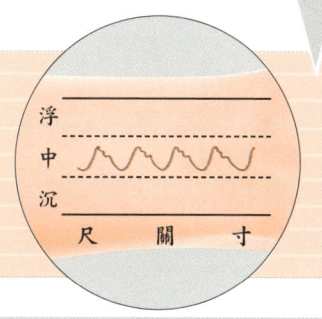

細脈指脈細如絲線，應指明顯，切脈指感為脈道狹小，細直而軟，按之不絕。

細脈與微脈相比，脈形略顯粗大。

細脈的形成多源於氣血不足。

脈形有力而充實的相似脈

洪脈、實脈兩種脈的脈象都是強盛有力，區別在於洪脈輕取時如波濤洶湧，沉取時反而略為衰弱；實脈雖不如洪脈狂急，但在浮取或沉取時，都極為有力。

洪脈

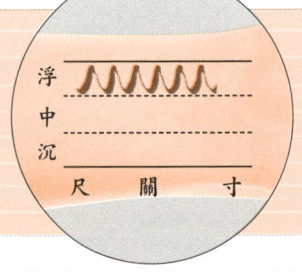

洪脈脈形寬大，來盛去衰，來大去長，應指浮大而有力，滔滔滿指，呈波濤洶湧之勢。

洪脈寸、關、尺皆有波動感。

洪脈多主熱證，多種實火過盛都會導致洪脈。

實脈

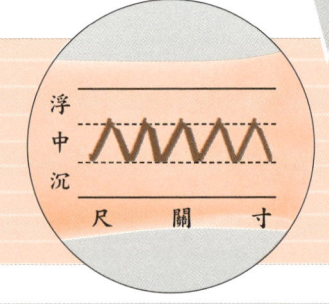

實脈的特點是脈搏搏動力量強。

實脈可見於寸、關、尺三部，浮、中、沉三候均有力量。

實脈多主各種實證，臨床上出現精神錯亂、譫語、傷食、便祕等症狀時，脈象大多為實脈。

搏動範圍較小的相似脈

短脈、動脈二者在脈形上均有短縮之象，但短脈是形狀短縮且澀常兼遲，不滿三部；動脈「其形如豆」，常兼滑數有力。

短脈

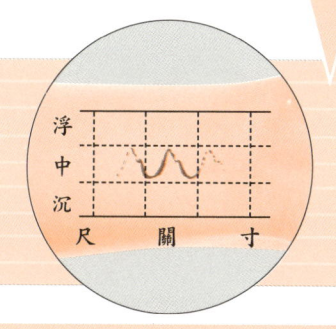

短脈是指脈管搏動的範圍短小，呈現兩頭短縮的形態。

短脈，首尾俱短，常常僅出現於關部，在寸部或者尺部有短縮的感覺，有時在兩個部位均有短縮的感覺。

短脈主陽氣虧損、氣滯血淤。

動脈

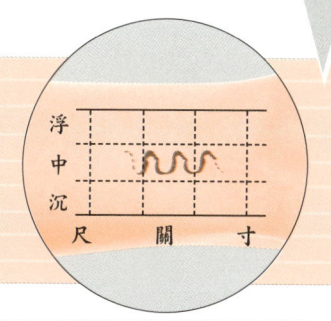

動脈是指脈來流利、頻數而搏動有力的狀態。

動脈形短如豆，多見於關部，無頭無尾，厥厥動搖，有彈指感。

動脈是陰陽失和、氣血衝動的表現，驚恐、氣虛、血虛、亡精、津虧，各種痛證時多見動脈，亦多見於癥瘕積聚。

時斷時續的相似脈

結脈、促脈、代脈三種脈都有突然歇止的脈象出現，區別在於結脈的脈象遲緩，每次歇止間隔沒有規律，歇止時間較為短暫；促脈的脈象急而數，每次歇止間隔也沒有規律，歇止時間也較為短暫；代脈比促脈遲緩，每到一定的時間就會突然歇止，每次歇止的時間較長。

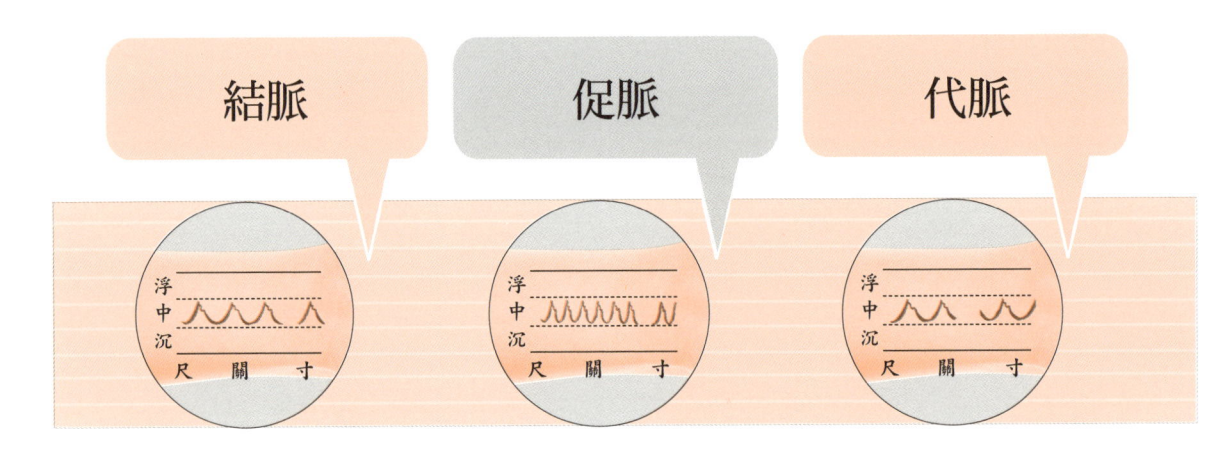

結脈

結脈的脈象是脈來遲緩，脈律不齊，有不規則的歇止。

結脈多與心臟病有關，冠狀動脈心臟病、風濕性心臟病、甲狀腺功能亢進性心臟病等在脈象上都可能表現為結脈。

促脈

促脈是指脈率較快或快慢不定，間有不規則的歇止，即脈來較促，時有中止，止無定數。

浮、中、沉均可見促脈。

促脈主陽盛實熱或邪實阻滯之證，亦可見臟氣衰敗之證。

代脈

代脈的脈象特點是脈律不齊，有規則的歇止，歇止時間較長，脈勢較軟較弱。

代脈可見於心臟病患者，也可見於一些重症患者。

相對脈象快速區分

用相對脈象對比的方法進行脈象的鑑別，在實踐中被稱為「對舉法」。相對的兩種脈象又被稱為「對舉脈」。本部分介紹了常見相對脈象及其區分方法。

脈位深淺相反的脈象

脈位深淺相反的脈象比較有代表性的是浮脈與沉脈。

浮脈脈位表淺，浮於皮膚表面，如水中浮木，輕取即得，重按反而不顯。浮脈多主表證，浮而有力為表實，浮而無力為表虛。初病者如果出現浮脈，說明「疾在腠理」，此時外邪剛剛進入人體，體內正氣較強，導致脈氣鼓動於外；但是，久病之人如果出現浮脈，則說明陽氣外散，是病危的徵兆。

沉脈脈位較深，輕取不應，重按始得，舉之不足，按之有餘，如水沉石。沉脈多主裡證，常見於慢性消耗性疾病等。如果身體水腫或肥胖，也會出現沉脈。另外，如果環境特別寒冷，也會導致脈象變沉。

脈搏跳動速度相反的脈象

脈搏跳動速度相反的脈象比較有代表性的是遲脈與數脈。

遲脈跳動速度緩慢，一息脈動不足四至（每分鐘不足 60 次）。遲脈多主寒證，即寒邪入侵導致氣血運行受阻，在脈象上就表現為遲脈。劇烈的嘔吐或者嚴重的疼痛時也可能出現遲脈。

數脈跳動速度要快於平脈，一息五至以上（每分鐘 90 次以上），如疾馬奔騰。數脈多主熱證，脈象快而有力為實熱，快而無力為虛熱。氣血虧虛時也可能出現數脈，應該根據其他症狀綜合考慮。

脈搏力量相反的脈象

　　脈搏力量相反的脈象比較有代表性的是虛脈與實脈。

　　虛脈搏動力量較弱，寸、關、尺三部均無力，浮、中、沉三候均無力量，是脈管的緊張度減弱、脈管內充盈度不足的體現。虛脈主各種虛證，多見於臟腑虛弱或者血虛，應該結合其他症狀綜合考慮。

　　實脈搏動力量強，寸、關、尺三部及浮、中、沉三候均有力量，是脈管緊張度增強、脈管內較為充實的體現。實脈多主各種實證，大多是病邪剛剛進入人體，正氣奮起抵抗，導致脈管中血液充盈，力量較強。

通暢度相反的脈象

　　通暢度相反的脈象比較有代表性的是滑脈和澀脈。

　　滑脈往來流利，如盤走珠，應指圓滑，往來之間有一種迴旋前進的感覺。如果女性停經兩三個月出現滑脈，可能為受孕徵象。滑脈多與痰濕、實熱相關。如果正常人脈象緩和，稍有滑脈跡象，且無其他症狀，一般可視為正常。

　　澀脈往來艱澀，脈象細而遲緩，脈體短而散漫，脈律與脈力不勻，應指如輕刀刮竹。氣滯、血淤、痰濁、飲食過度等實證都會導致澀脈，氣血虧虛會導致澀而無力，應該根據各方面的症狀綜合考慮後再作定論。

脈體大小和氣勢均相反的脈象

　　脈體大小和氣勢相反的脈象比較有代表性的是洪脈和細脈。

　　洪脈最大的特點就是脈體洪大，感覺脈搏跳動好像占滿了整個接觸部位，脈搏來時有力、去時緩和。洪脈多主熱證，多種實火過盛都會導致洪脈。久病之人如出現洪脈，應該予以重視。

　　細脈脈形細小，軟弱無力，切脈指感為脈道狹小，細直而軟，按之不絕。細脈的形成多源氣血不足或諸勞虛損，應根據其他症狀綜合後再定論。

脈體長短相反的脈象

　　脈體長短相反的脈象比較有代表性的是長脈和短脈。

　　長脈脈體較長，其脈動的應指範圍超過寸、關、尺三部。長脈主陽證、實證和熱證。值得注意的是，如果身體比較強壯，或者夏季天氣十分炎熱，或者長期處於溫度較高的環境中，往往也會導致長脈的出現。如果沒有遺傳性疾病或者基礎疾病，並且沒有其他症狀，可以視為正常情況。但也要注意防暑降溫，避免出現嚴重問題。

　　短脈脈體較短，沒有達到寸、關、尺三部的長度。短脈主氣虛不足，如氣虛、氣鬱、氣滯、氣逆皆可見短脈。值得注意的是，在很多地區，特別是四季分明的地區，立秋之後，由於人體的氣血收引，許多人也會出現短脈的現象。此時如果沒有其他症狀，且脈象平穩和緩，則可視為正常。

脈體緊張度相反的脈象

　　脈體緊張度相反的脈象比較具有代表性的是緊脈與緩脈。

　　緊脈脈體緊張有力，如牽繩轉索，或按之左右彈指，就像按在一根緊繃且又互撐的繩子上，指感緊繃有力，且有旋轉絞動或左右彈指的感覺。緊脈多見於風寒搏結的實寒證、痛證和宿食內阻等。很多傳染性疾病，如流行性感冒、流行性腮腺炎等也會出現緊脈。

　　緩脈脈體柔和舒緩，往來節律均勻。緩脈有兩種情況，一是平緩脈，可見於正常人；二是脈勢縱緩，緩怠無力，如微風拂柳。緩脈多由脾虛或為濕邪困阻所致。對於脾虛導致的緩脈，可服用健脾益氣的中藥；對於濕邪困阻導致的緩脈，可服用祛濕健脾類中藥。無論哪種情況，都應該在嚴格執行醫囑的前提下服藥調理。日常應積極進行鍛鍊，保持愉悅的心情，同時避免食用辛辣刺激或者油膩的食物。

第四章
特殊脈象輕鬆診斷

　　在現實生活中,脈象的變化總會受到時節以及身體狀況的影響。同樣,有一些特殊人群的脈象也需要特別注意。例如,懷孕婦女往往會出現滑脈;嬰幼兒寸口部位狹小,所以脈象多為寸脈明顯,而關部、尺部往往合而為一。即便是最常見的平脈,也會因為年齡和性別的不同而出現細微的差別。因此,在進行脈診時,對於特殊族群及特殊脈象應該謹慎鑑別,這樣才能更正確地發現身體存在的問題,並針對性地進行調養。

真臟脈的診斷

真臟脈是在疾病危重期出現的脈象，是五臟衰竭在脈口的反映。真臟脈的特點是無胃、無根、無神，多為病邪深重、元氣衰竭、胃氣已敗的徵象，又稱「敗脈」、「絕脈」、「死脈」、「怪脈」。根據真臟脈的主要形態特徵，大致可分為無胃之脈、無根之脈、無神之脈三類。

無胃之脈

無胃氣的脈象以無沖和之意，應指堅搏為主要特徵。脈來弦急，如循刀刃，稱「偃刀脈」；脈動短小而堅搏，如循薏苡子，為「轉豆脈」；急促而堅硬，如指彈石，稱「彈石脈」。臨床提示邪盛正衰，胃氣不能相從，心、肝、腎等臟氣獨現，是病情危重的徵兆之一。

無根之脈

無根之脈以虛大無根或微弱不應指為主要特徵。若浮數之極，至數不清，如釜中沸水，浮泛無根，稱「釜沸脈」，為三陽熱極、陰液枯涸之候；脈在皮膚，頭定而尾搖，似有似無，如魚在水中遊動，稱「魚翔脈」；脈在皮膚，如蝦游水，時而躍然而去，須臾又來，伴有急促躁動之象，稱「蝦游脈」。均為三陰寒極、亡陽於外、虛陽浮越的徵象。

無神之脈

無神之脈以脈率無序，脈形散亂為主要特徵。如脈在筋肉間連連數急，三五不調，止而復作，如雀啄食之狀，稱「雀啄脈」；如屋漏殘滴，良久一滴者，稱「屋漏脈」；脈來乍疏乍密，如解亂繩狀，稱「解索脈」；淺顯於肌表，細微至甚，有出無入，搏動凌亂如麻子，稱「麻促脈」。以上脈象主要由脾（胃）、腎陽氣衰敗所致，提示神氣渙散，生命即將告終。

通過不斷研究和臨床實踐，目前醫學界對真臟脈亦有了新的認識。其中有一部分是心臟器質性病變所造成的，且由於目前醫療技術要比古代發達得多，即便出現真臟脈，也不一定為「無藥可救」的死證。因此，當患者出現真臟脈時，醫患雙方不要喪失信心，而應更加謹慎地探明病因，全力救治。

常見的真臟脈及其脈象特徵和所主疾病，如下表所示：

名稱	脈象特徵	主病
釜沸脈	脈來極數，輕取即應，滑利無力，重按脈搏消失，脈律基本規整，無疏密表現。	主三陽熱極、亡陽之候，多見於器質性心臟病。
魚翔脈	初發時脈率極數，脈體清晰，可明確切知脈搏的起落變化，繼而脈搏逐漸減弱或忽然減弱，脈搏表淺，浮而無力，稍按即無，或似有似無。	主三陰寒極、亡陽之候，多見於嚴重心律失常之垂危之象。
蝦游脈	脈來應指浮而無力，脈位表淺，稍按則無，脈率極數（每分鐘160次以上）。其特點主要有：脈位浮在皮膚，如蝦游水面之淺；脈來甚急，搏動無力而隱約可見；時而躍然而去，杳然不見。	主大腸氣絕，屬危症脈象，多見於嚴重心律失常，如陣發性心動過速等。
屋漏脈	脈來良久一至，脈搏頻率緩慢，形似屋漏水狀，應指三部脈豐滿有力，浮、中、沉取均應。一息二至（每分鐘40次以下），脈率多較規整。脈來極為遲緩，脈位在筋肉之間。	主胃氣營衛俱絕之候，多見於房室傳導阻滯、嚴重的風濕性心臟病和冠狀動脈心臟病等。
雀啄脈	其特徵有：連連數急，三五不調等；突然歇止，良久復來，反覆發作。	主脾胃之氣已絕，多見於嚴重器質性心臟病。
解索脈	脈來快慢不等，節律紊亂，脈力強弱不等，脈象散亂不齊，如解亂繩狀。這是一種時快時慢但無規律、散亂無序的脈象。	主腎與命門之氣皆亡，常見於風濕性心臟病、病竇症候群、房顫等。
麻促脈	脈在筋骨之間，細微至甚，如麻子般紛亂。	為衛氣枯、榮血澀之脈。
彈石脈	脈來應指急速，脈管堅硬，如切筋腱，脈多沉實，彈性極差，如指彈石，來遲去疾，毫無緩和柔軟之象。	為腎經真臟脈，多為動脈血管硬化、心肌梗死的表現。
偃刀脈	脈在皮肉之間，如循刀刃，浮之小急，按之堅大而急，其數無準。	為肝之真臟脈，主心血不足，肝陰枯竭。
轉豆脈	脈形如豆，周旋輾轉，如循薏苡子之狀，來去不定，並無息數。	為心之死脈，可見於多種危重病人心律失常之時。

診小兒之脈

診小兒脈與診成人脈有所不同。小兒寸口部位狹小，難以區分寸、關、尺三部。再則小兒就診時容易驚哭，驚則氣亂，氣亂則脈無序，故難以診察。因此，兒科診病注重辨形色、審苗竅（鼻、目、口唇、舌、耳等器官）。後世醫家有一指總候三部的方法，這是診小兒脈的主要方法。

診小兒脈的方法

一指總候三部的診脈法簡稱「一指定三關」。方法是：用左手握住小兒手，對3歲以下的小兒，可用右手拇指按於小兒掌後高骨部脈上，不分三部，以定至數為主；亦有用食指直壓三關，或用食指攔度脈上而輾轉以診之。對4歲以上的小兒，則以高骨中線為關，以一指向兩側滾轉尋查三部。7～8歲小兒，則可挪動拇指診三部。對9～15歲的兒童，可以次第下指，依寸、關、尺三部診脈。對15歲以上的未成年人，可按成人三部診脈法進行辨析。

正常小兒脈象特點

由於小兒臟腑嬌嫩，形氣未充，且又生機旺盛，發育迅速，故正常小兒的平和脈象，多較成人脈軟而速，年齡越小，脈搏越快。若按成人正常呼吸定息，2～3歲小兒，一息脈動6～7次為常脈；5～10歲的小兒，一息脈動6次為常脈，一息脈動4～5次為遲脈。

小兒病脈

由於小兒疾病一般比較單純，故其病脈也不似成人那麼複雜，主要以脈的浮、沉、遲、數來辨病證的表、裡、寒、熱，以脈的有力、無力來定病證的虛、實。浮脈多見於表證，浮而有力為表實，浮而無力為表虛；沉脈多見於裡證，沉而有力為裡實，沉而無力為裡虛；遲脈多見於寒證，遲

而有力為實寒，遲而無力為虛寒；數脈多見於熱證，浮數為表熱，沉數為裡熱，數而有力為實熱，數而無力為虛熱。此外，痰熱壅盛或食積內停可見滑脈；濕邪為病可見濡脈；心氣、心陽不足可見歇止脈。

診婦人之脈

因為女性有月經、懷孕、生產等特殊生理階段，這些特殊生理階段的脈診也具有一定的特殊性。

診月經脈

經期或經期前後脈象滑利，屬於正常脈象。若脈象弦數或滑數有力，多實熱證，說明衝任不足。脈細數者，多血熱傷津，陰虧血少。脈沉細而澀，多肝腎虧損，精血不足，血海空虛。脈沉澀而不細者，多氣滯血瘀，衝任不暢。若脈虛大而芤，則多氣脫血崩，要高度注意。

診妊娠脈

已婚婦女平時月經正常，突然停經，脈來滑數沖和，兼飲食偏嗜好者，多為妊娠之徵。《素問·陰陽別論》記載：「陰搏陽別，謂之有子。」《素問·平人氣象論》記載：「婦人手少陰脈動甚者，妊子也。」指出婦人兩尺脈搏動強於寸脈或左寸脈滑數動甚者，均為妊娠之徵。尺脈候腎，胞宮系於腎，妊娠後胎氣鼓動，故兩尺脈滑數搏指，異於寸部脈者為有孕之徵。

診臨產脈

臨產婦人可出現不同於平常的脈象，其脈多浮，或脈數而滑或緊，稱「離經脈」。孕婦在平時無脈的中指中節或本節的兩旁出現脈搏跳動，即是臨產之徵。

脈證順逆與從舍

脈，即脈象。脈象是人體的健康狀況以及疾病發生、演變情況的客觀反映。證，即症候，是疾病發生和演變過程中某階段本質的反映，是一組相關的症狀，說明病因、病機、病位、病性和病勢，是人體生命活動狀態的劃分。由於人體狀況較為複雜，病情也往往較為多樣，因此實踐中經常會出現脈與證不符甚至相悖的情況。

脈證順逆

在脈診實踐中，脈與證一致時被稱為「順」，反之則被稱為「逆」。例如，風寒感冒初期，脈象浮而有力，反映出此時人體雖然受到寒邪入侵，但體內仍然處於「邪不勝正」的階段，脈證相合，為順證；久病之人如果出現微脈或者細脈，說明人體十分虛弱，脈證相合，亦為順證；新病之人如果出現微脈、細脈等脈象，說明此人雖患病時間不久，但正氣衰微，為逆證；久病之人若出現實脈、洪脈等脈象，說明此時人體內病情可能在不斷加重，亦為逆證。

脈證從舍

脈證相逆時，必然會存在「脈真證假」或「脈假證真」的情況。面對這種情況，我們應該認真分析、謹慎抉擇，或舍脈從證，或舍證從脈。

舍脈從證：在證真脈假的情況下，必須舍脈從證。例如，陽明腑實證見遲脈，患者發熱、腹脹滿、大便燥結、疼痛拒按、舌紅苔黃厚而燥，脈遲，乃因熱與燥屎結於陽明大腸，出現陽明實熱證的真象。由於實熱內結，阻滯血脈運行，而出現遲脈的假像，故應舍脈從證。

舍證從脈：在證假脈真的情況下，應舍證從脈。例如，熱厥證見四肢厥冷，患者發熱、胸腹大熱、脈滑數，乃因邪熱深伏，陽氣內鬱，格陰於外，而出現四肢厥冷的假像，故應舍證從脈。

脈有從舍，脈象只是疾病臨床表現的一個方面，因此不能作為診斷疾病的唯一依據。只有四診合參、才能從舍得宜，從而做出正確的診斷。

特殊病脈的轉變診斷

在脈診實踐中，經常會遇到很多特殊的病脈。這些特殊病脈的轉變診斷對於瞭解患者的病情、幫助醫生制訂正確的治療方案，以及推測患者的預後情況有著十分重要的意義。本部分將介紹幾種特殊病脈及其轉變診斷的辦法。

脈驟停

脈象： 所謂脈驟停，就是脈搏在快速跳動時突然消失，但是在較短時間後又逐漸恢復的現象。

形成原理： 脈驟停的原因主要包括以下幾種：氣血陰陽無法相接、正氣虛極、心陽暴脫、血脫、上脫、下脫等。

主病： 在診療實踐中，脈驟停多與心臟疾患有關，但有時銻中毒以及嚴重的腹瀉、嘔吐、失血也會導致脈驟停，應該四診合參進行判斷，必要的時候還要結合現代醫學檢測手段確定病因。

脈沉見起

脈象： 即原本脈沉，但是經過醫生一段時間治療之後，脈象漸浮。

形成原理： 體內邪氣逐漸發散至體表。

主病： 病情有所好轉，尤其是對於慢性病患者而言，脈沉見起大多預示疾病有實質性的好轉。

脈轉不柔和

脈象： 脈象較硬，又稱「無胃之脈」。

形成原理： 多因正氣衰微所致。

主病： 多主病情危重，預後不佳。

脈濡轉緊

脈象： 脈象原本鬆弛，但是隨著病情變化，變為弦緊。

形成原理： 多為寒邪入侵所致；若病為水濕所致，則是濕氣發散導致此脈象出現。

主病： 多主寒邪類疾病；若水濕為病，則是病情好轉的徵兆。

脈出

脈象： 在介紹「脈出」的脈象之前，首先要瞭解「脈出」的前提是無脈。

所謂無脈指的是患者在一段時間內，單手或者雙手寸、關、尺三部，浮、中、沉取均無脈，但尚有心跳和呼吸的情況。

無脈與脈驟停的區別是，無脈狀態持續時間的長短。無脈持續時間少則十多分鐘，多則數十小時；脈驟停的持續時間少則數秒，多則數分鐘。

脈出分為「脈暴出」和「脈漸出」兩種情況。脈暴出，即 4 小時之內脈搏重新出現，且脈搏十分明顯；脈漸出，即 12 小時或者 24 小時之後，脈搏漸漸出現，且由弱至強，逐漸明顯。

形成原理： 脈暴出多是正氣暴脫、真氣脫越於外所導致。脈漸出多是體內正氣逐漸強大、邪氣逐漸減退所致。

主病： 在實踐中，脈暴出大多見於久病之人，是病情極其危險甚至瀕死的徵兆；脈漸出則是身體狀況有所好轉的徵兆。值得注意的是，如果患者因失血或者體液流失導致無脈，在輸血或者輸液後出現脈暴出，多表明身體狀況有所改善。

脈轉不靜

脈象： 即脈有數脈特徵，且脈診時，有脈動在指下搏擊的感覺，甚至有抬舉性的搏動。

形成原理： 多因體內正邪相抗或血熱妄行或氣不攝血導致。

主病： 若體內正邪相抗導致的脈轉不靜，大多是身體狀況有所好轉的徵兆；若血熱妄行或氣不攝血導致的脈轉不靜，大多會有出血症狀，應該提高警惕。

脈轉大

脈象： 脈原本不大，但是隨著病情加重，脈轉大，甚至轉為洪脈。
形成原理： 陽氣浮越所致。
主病： 說明病情加重，尤其是久病之人出現此種脈象，多屬危重症，應該提高警惕。

脈轉小

脈象： 原本脈不細，但是隨著病情變化，脈轉為細小。
形成原理： 氣血損傷或者邪氣漸退而正氣尚虛所致。
主病： 大多說明病情有所好轉。

弦轉軟

脈象： 脈象由弦脈轉為柔和。
形成原理： 多為胃氣漸復所致。
主病： 說明疾病有所好轉。

脈轉短

脈象： 隨著病情變化，脈搏由正常變為不足三部。
形成原理： 多為氣血不足或者臟氣不足所致。
主病： 脈轉短同時伴隨病情危重或譫語，則提示病情十分危險，需要提高警惕。

脈緊實轉微

脈象：脈象較為緊實，但隨著身體狀況的變化變得較為微弱，甚至似有似無。

形成原理：多為氣血大虛所致，也有可能是邪氣已退、正氣尚弱所導致。

主病：病情危重或者漸癒，應結合其他情況進行綜合判斷。

第五章

常見病的診療法

前面對脈診的技巧、方法以及各種脈象都有了初步的瞭解,本章則詳細講解多種常見病的脈診、面診和舌診的方法,同時介紹一些中醫調理與日常養護。讀者可參照本書,依實際情況持續摸索和練習,將脈診運用到實踐中。

呼吸系統疾病

感冒

　　感冒，俗稱「傷風」，相當於西醫的普通感冒、急性上呼吸道感染，四季皆可發，以冬春兩季較為多見，邪毒由口鼻或皮毛而入，病程較短，一般 3～7 日可痊癒。

脈診法

　　脈浮緊，多為風寒襲表所致；脈浮數，多為風熱犯肺所致；脈濡數，多為暑邪襲表所致；脈浮弱，多為體虛和外感風寒所致。

脈浮緊

脈浮數

脈濡數

脈浮弱

舌診法

　　風熱感冒：舌苔薄黃、質膩，舌尖微紅；風寒感冒：舌苔白。

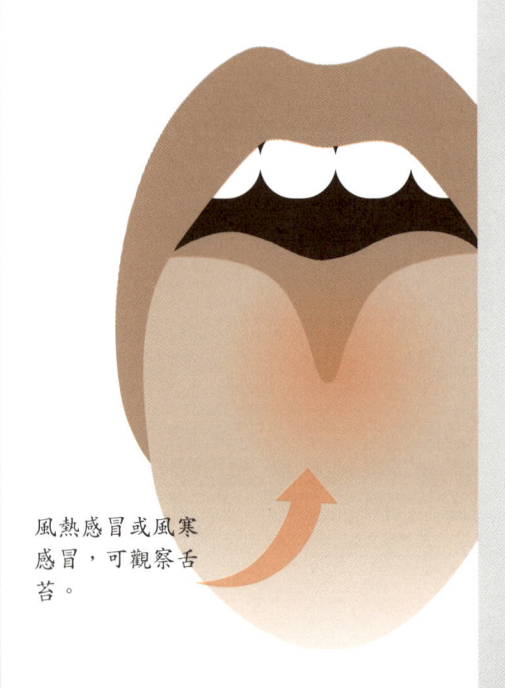

風熱感冒或風寒感冒，可觀察舌苔。

感冒的臨床症狀和病因

　　臨床主要表現為鼻塞、流涕、打噴嚏、惡寒、發熱、頭痛、全身不適等。部分患者病及脾胃，從而表現出胸悶、噁心、嘔吐、食欲減退、大便稀溏等症狀。感冒多是因感受風邪，引起肺衛功能失調而導致。

感冒這樣調養

　　感冒期間應注意起居飲食，避免受寒；少去公共場所，以免傳染他人。注意多飲熱水；飲食宜清淡，禁食辛辣刺激、油膩肥甘的食物。禁止吸菸、飲酒。注意情緒的調節，保持平和心態。

艾灸療法

艾灸大椎穴

　　感冒時若感到四肢發涼、肩背冷痛、身體虛弱，可艾灸大椎穴。用艾條溫和灸大椎穴10分鐘，可祛風散寒，有效提高機體免疫力，緩解感冒症狀。

溫和灸大椎穴可祛風散寒。

大椎穴

按摩療法

按摩風池穴、太陽穴*等

　　感冒早期，透過按摩相關穴位可有效緩解感冒症狀。按摩風池穴、太陽穴等穴位，具有疏風散寒的作用，可增強機體免疫力，防治感冒。

* 文中提到多個穴位時，本書不便一一標注，只標注其中個別穴位。

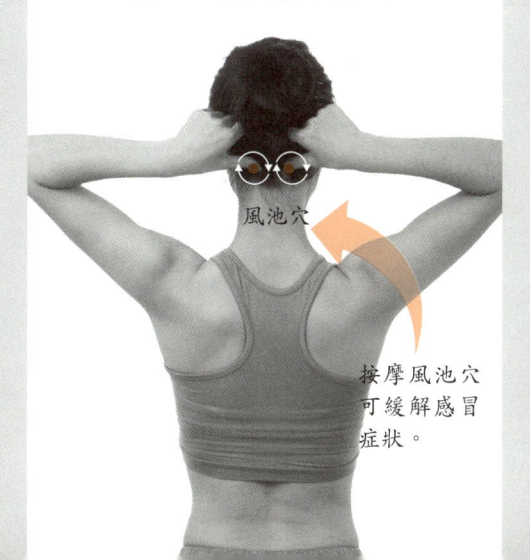

風池穴

按摩風池穴可緩解感冒症狀。

咽喉炎

咽喉炎，中醫稱為「喉痹」，是指咽部黏膜和淋巴組織的炎性病變。根據發病時間和症狀的不同，分為急性咽喉炎和慢性咽喉炎兩種。

脈診法

脈浮數，多為風熱外侵所致；脈浮緊，多為風寒襲肺所致；脈洪數，多為肺胃熱盛所致。

脈浮數
脈浮緊
脈洪數

面診法

嚴重咽喉炎多會導致面部腫脹。

嚴重咽喉炎多會導致面部腫脹。

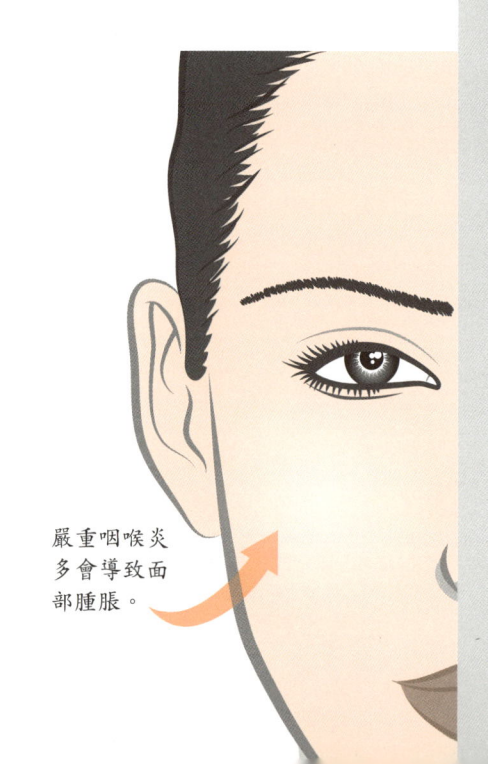

咽喉炎的臨床症狀和病因

臨床表現為咽部不適，有異物感，咽部分泌物不易咯出，咽部有癢感、燒灼感、乾燥感或刺激感，還有微痛感。急性咽喉炎常為病毒、細菌引起，冬春季較為多見，而慢性咽喉炎則是急性咽喉炎反覆發作所導致。

咽喉炎這樣調養

咽喉炎，特別是慢性咽喉炎患者應遵循「三分治，七分養」的原則。日常飲食中，應不食辛辣刺激、油炸、醃製食物；多吃富含維生素，以及清熱、利咽、消渴的食物等。戒菸、戒酒。平時應該多鍛鍊身體，增強抵抗力。

按摩療法

按摩經渠穴

按摩經渠穴對咳嗽、咽喉腫痛具有很好的緩解作用。

此外，按摩經渠穴對於緩解支氣管炎、肺炎、扁桃腺炎等引起的咽喉腫痛也有一定效果。

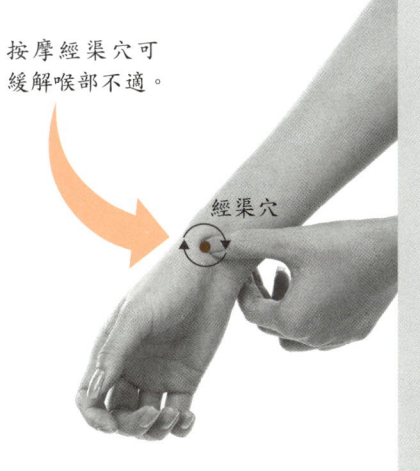

按摩經渠穴可緩解喉部不適。

經渠穴

藥膳療法

百合銀耳香蕉湯

香蕉1根，百合、泡發銀耳各30公克，枸杞、冰糖各適量。香蕉去皮，與百合、泡發銀耳、枸杞一起加清水煎煮，最後放入適量冰糖調味。此湯養陰潤肺，適合咽喉炎患者服食。

此湯可養陰潤肺，緩解咽喉炎引起的不適。

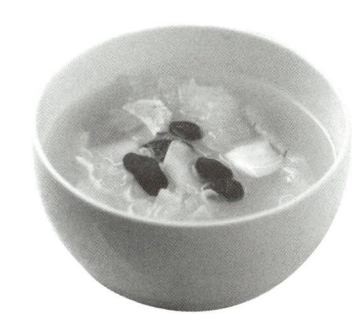

扁桃腺炎

　　扁桃腺炎，中醫稱為「乳蛾」，是顎扁桃腺的一種非特異性急性炎症，常伴有一定程度的咽黏膜及咽淋巴組織的急性炎症。

脈診法

　　脈象浮數，可能是外邪聚喉核（扁桃腺）所導致。治療方法應以疏風清熱、利咽消腫為主。

脈浮數

舌診法

　　舌象可表現為舌質紅，舌苔薄黃。

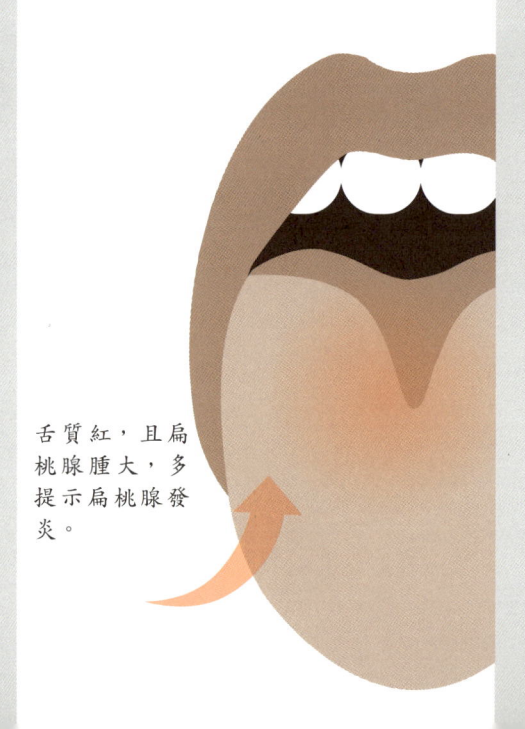

舌質紅，且扁桃腺腫大，多提示扁桃腺發炎。

扁桃腺炎的臨床症狀和病因

發病急者，咽部疼痛劇烈，痛連耳竅，吞嚥時加劇，伴高熱、惡寒、頭身疼痛。病久不癒者，咽乾癢，吞嚥不利，咽部有異物感或咽痛、發熱。慢性扁桃腺炎多由急性扁桃腺炎沒有得到正確與及時地治療而導致。

扁桃腺炎這樣調養

飲食宜清淡，忌食辛辣刺激、生冷的食物。戒菸、戒酒。注意口腔衛生，飯後、睡前用淡鹽水漱口。日常要進行適當的體能鍛鍊，以增強自身抵抗力。扁桃腺炎發作時，應及時前往正規醫療機構就診。

按摩療法

按摩孔最穴

孔最穴為肺經之郄穴，可緩解扁桃腺炎引起的不適。用拇指指腹按摩孔最穴1～3分鐘，長期堅持，可以瀉肺熱、降肺氣、宣竅絡，從而達到消腫止痛、開音利咽之效。

按摩孔最穴可緩解扁桃腺炎引起的不適。

孔最穴

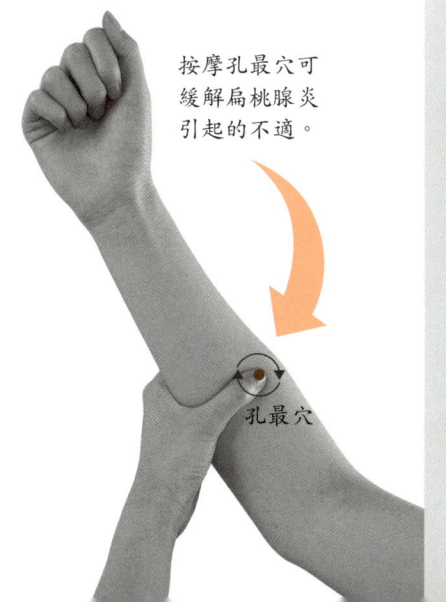

藥膳療法

橄欖蒲公英粥

蒲公英15公克，橄欖50公克，白蘿蔔100公克，大米100公克。將蒲公英、橄欖、白蘿蔔搗碎，裝入紗布袋，放入鍋內，加水適量，水煎20分鐘，去渣後與淘洗乾淨的大米一同煮粥即可。此粥可清熱解毒、消腫止痛，適合扁桃腺炎患者食用。但脾胃虛寒、慢性腸炎患者不宜食用。

蒲公英可清熱解毒、利尿散結。橄欖可清熱化痰、消積食、利咽喉。

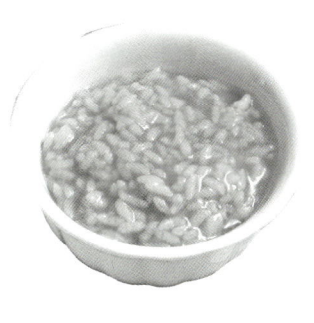

慢性支氣管炎

慢性支氣管炎是氣管、支氣管黏膜及周圍組織的慢性非特異性炎症。起病緩慢，病程長，多因反覆發作而病情加重。每年發病持續 3 個月以上，連續發病 2 年及 2 年以上。

脈診法

脈象多以浮脈為主，可合併其他脈象。脈浮或浮緊，多為風寒襲肺所致；脈浮數或浮滑，多為風熱犯肺所致；偶爾可見脈弦滑，大多為肝火犯肺所致。

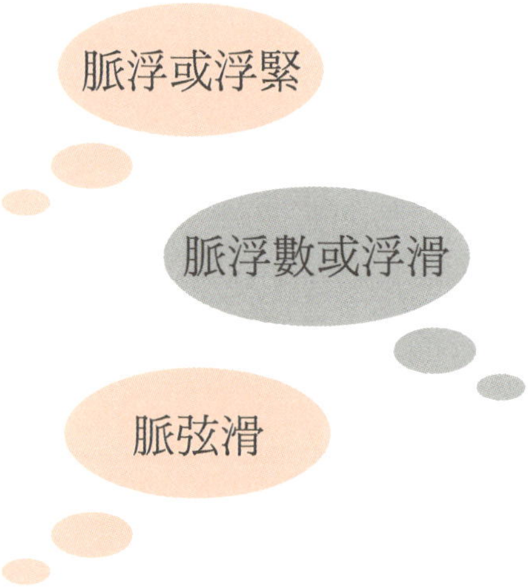

- 脈浮或浮緊
- 脈浮數或浮滑
- 脈弦滑

面診法

鼻尖、雙顴處可能出現紅血絲，或耳部肺區毛細血管擴張。

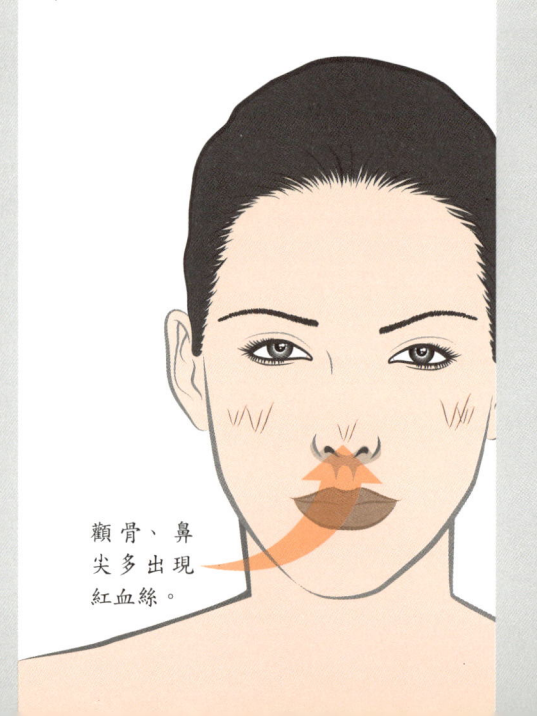

顴骨、鼻尖多出現紅血絲。

慢性支氣管炎的臨床症狀和病因

常見症狀為反覆咳嗽、咳痰、喘息，痰液一般呈白色黏液泡沫狀。西醫把慢性支氣管炎的病因主要分為兩類：呼吸道局部免疫功能降低，導致呼吸道感染；空氣中的細菌、病毒或其他刺激因素，如香菸、粉塵、刺激性氣體引起氣管黏膜充血與水腫。應根據具體病因對症施治。

慢性支氣管炎這樣調養

慢性支氣管炎患者應注意預防感冒；日常應加強鍛鍊；飲食宜清淡，並應補充適量的蛋白質；戒菸、戒酒；同時要注意保持心情愉悅，不要給自己太重的思想負擔。

按摩療法

按摩肺俞穴

日常可按摩肺俞穴，此穴位具有宣肺解表、益腎助陽、潤肺止咳、清除肺熱的作用，堅持按摩可對慢性支氣管炎起到一定的緩解作用。

按摩肺俞穴可緩解慢性支氣管炎引起的不適。

肺俞穴

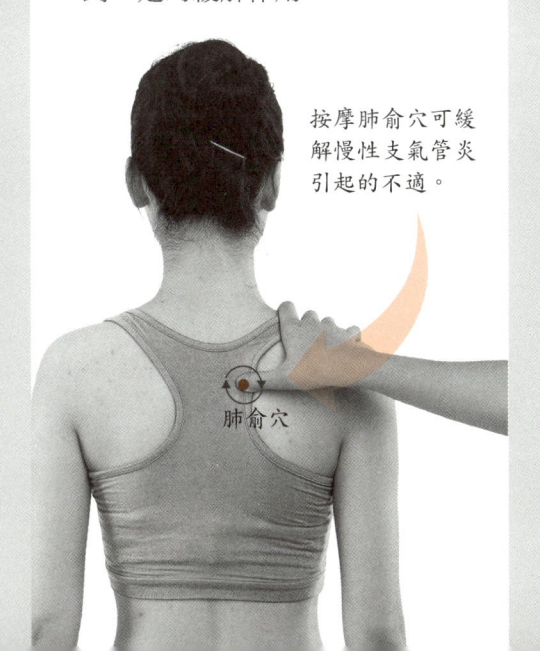

藥膳療法

南瓜紅棗湯

南瓜150公克，紅棗2顆，紅糖適量。南瓜去皮切條，與紅棗一同煮湯服食。此湯可補中益氣，提高免疫力，對慢性支氣管炎有很好的緩解作用。

此湯可補中益氣。

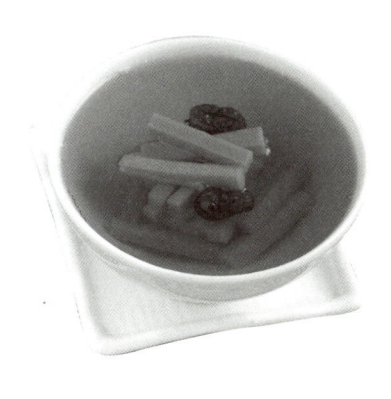

肺結核

　　肺結核是由於肺部感染了結核桿菌而引起的傳染病。人體感染結核桿菌不一定立即發病，但是當抵抗力降低或細胞介導的變態反應增高時就會引發此病。

脈診法

　　脈細數，多為陰虛火旺所致；脈微細而數，或虛大無力，多為陰陽兩虛所致；脈細弱而數，多為氣陰耗傷所致。

脈細數

脈微細而數

脈細弱而數

面診法

　　面色蒼白，頰部潮紅如胭脂，消瘦，多提示肺部有疾患。建議前往正規醫療機構進行檢查。

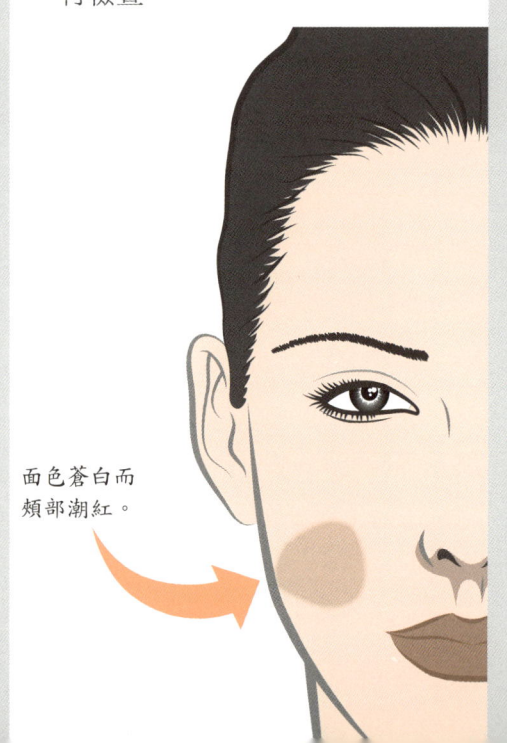

面色蒼白而頰部潮紅。

肺結核的臨床症狀和病因

早期症狀主要是咳嗽、咳痰、胸痛、潮熱、盜汗及身體逐漸消瘦、無力等，發展到後期嚴重時就會咯血。肺結核的病因有內外兩方面，外因是肺部感染了結核桿菌；內因是體內抵抗力下降。

肺結核這樣調養

肺結核是一種傳染性疾病，患者應該在醫生指導下用藥，並自覺做好防護措施，日常對個人用具嚴格消毒，以免傳染他人。同時，應注意保持良好樂觀的心態，嚴格遵守醫囑進行治療。

按摩療法

按壓身柱穴

身柱穴，屬肺，主氣。對氣喘、咳嗽、肺結核等症有緩解作用。用食指指腹按壓身柱穴1～3分鐘，每天1次，長期堅持，可補正氣，扶正祛邪，增強抵抗力，對於病情有一定的緩解作用。

按壓身柱穴可緩解肺結核引起的不適。

身柱穴

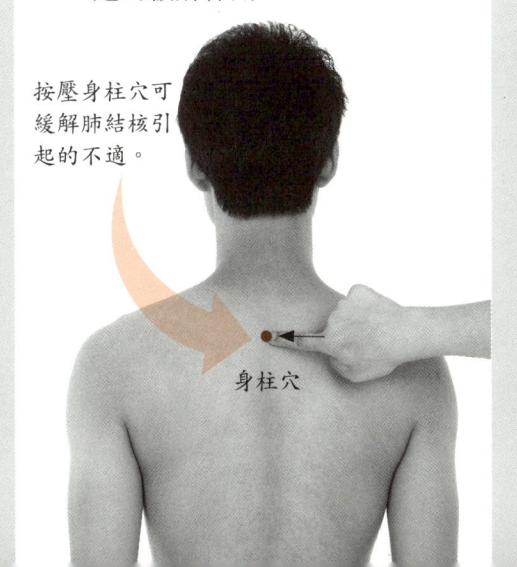

藥膳療法

川貝雪梨豬肺湯

豬肺半個切厚片，洗淨放入沸水中煮5分鐘，撈起過冷水；雪梨1個洗淨，連皮切4塊；川貝母適量洗淨。全部原料放入鍋內，微火煲2小時即可。此湯可清肺化痰。

此湯可潤肺清熱、止咳化痰。

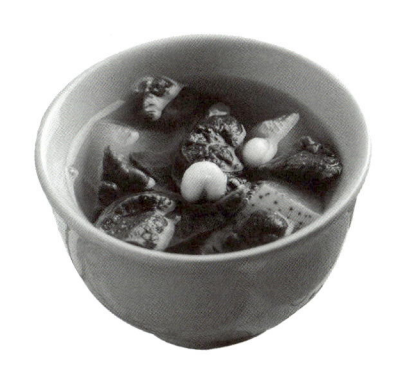

消化系統疾病

便祕

便祕是常見的臨床症狀，以大便排出困難，排便週期延長，或週期不長，但糞質乾結，排出困難，或糞質不硬，雖有便意但排便不暢為主要表現。

脈診法

便祕患者脈象多滑數，但因病因不同，脈象也有區別。脈滑數，多為腸胃積熱；脈細數，多為陰虛腸燥；脈弦，多為氣機不利；脈沉遲，多為脾腎陽虛；脈虛無力，多為脾氣虧虛。

脈滑數

脈細數

脈弦

脈沉遲

脈虛無力

面診法

目內眥有波紋狀伸向角膜的深色血管，可能提示患有便祕；太陽穴上方有青筋，可能為長期便祕所致。

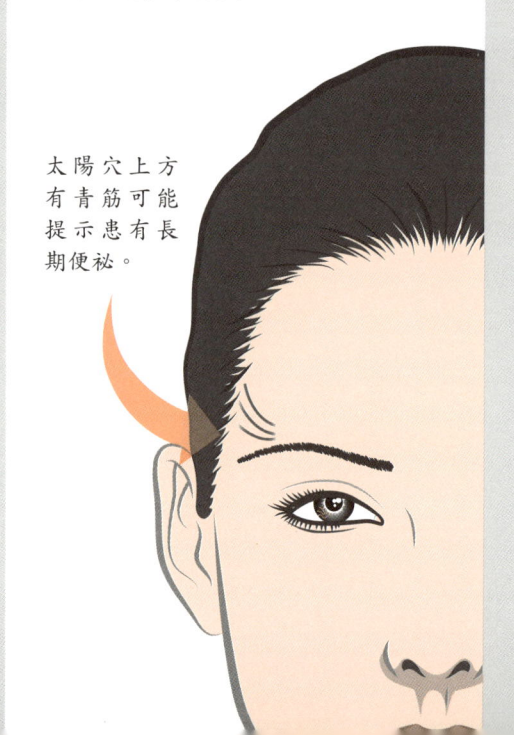

太陽穴上方有青筋可能提示患有長期便祕。

便祕的臨床症狀和病因

便祕起病緩慢，多表現為慢性病變過程，常兼見腹脹、腹痛、頭暈、口臭、痔瘡等症。便祕的病因有很多，主要與飲食不當、久坐不動、進食太少、水分缺乏、過食辛辣厚味、氣機阻滯、營養不良、臟腑失調等因素有關。

便祕這樣調養

日常應該多食富含膳食纖維的水果蔬菜；多食富含果膠的食物，如香蕉、胡蘿蔔等，可潤腸通便。同時應該加強體能鍛鍊，在身體條件允許的情況下，可以每天跑步半小時或經常做下蹲運動，有助於重建排便反射。

按摩療法

按摩商曲穴

商曲穴具有運化水濕、消積止痛的功效。用拇指按摩商曲穴3～5分鐘，以有痠脹感為宜，可緩解腹痛、便祕等不適症狀。

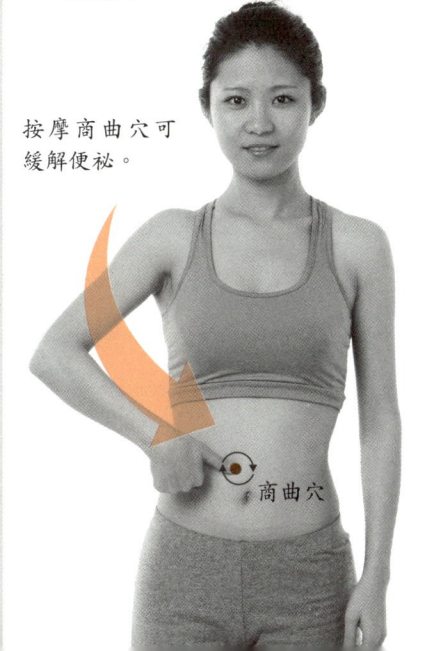

按摩商曲穴可緩解便祕。

藥膳療法

當歸柏子仁粥

當歸20公克，柏子仁15公克，大米50公克，枸杞、蔥花各適量。當歸、柏子仁洗淨，枸杞泡軟。當歸、柏子仁與大米入鍋中煮成粥，放入枸杞稍煮，最後撒上蔥花即可。此粥可潤腸通便，緩解便祕。

此粥適用於陰虛腸燥引起的便祕。

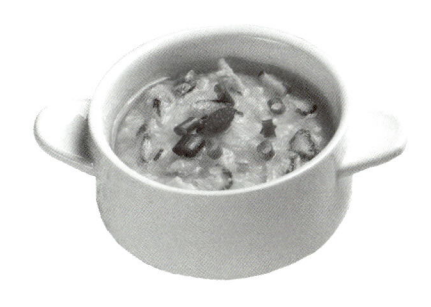

腸炎

腸炎，中醫稱為「泄瀉」，是由細菌、病毒等感染或腸道菌群失調、腸道功能紊亂所引起的疾病，是常見病、多發病。按照病程的長短，可分為急性腸炎和慢性腸炎兩種。

脈診法

腸炎患者脈象多為滑數，但因病因不同可合併其他脈象。脈滑數或濡數，多為濕熱泄瀉所致；脈浮緊或濡緩，多為寒濕泄瀉所致；脈細弱，多為脾虛泄瀉所致。

脈滑數或濡數

脈浮緊或濡緩

脈細弱

面診法

鼻孔周邊發紅，鼻尖發青，提示可能患腸炎。但是，在實踐中應仔細鑑別，因為花粉、浮塵等引起的過敏也會導致鼻孔周圍發紅。

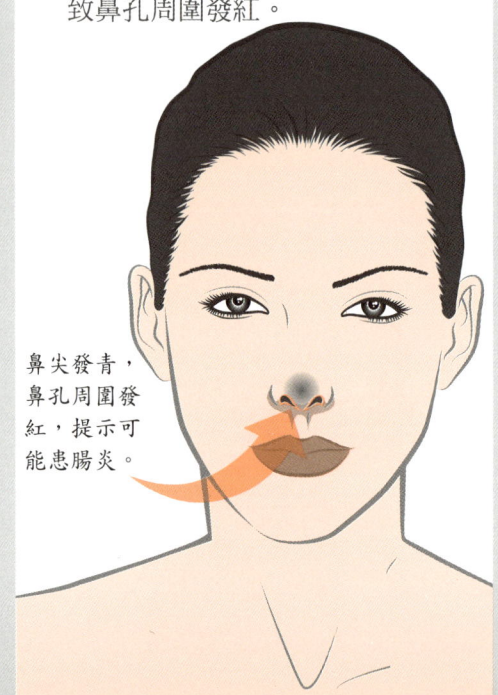

鼻尖發青，鼻孔周圍發紅，提示可能患腸炎。

腸炎的臨床症狀和病因

急性腸炎主要症狀：噁心、嘔吐、腹瀉；慢性腸炎主要症狀：長期反覆腹痛、腹瀉以及消化不良。急性腸炎多由飲食不當、腹部受涼，或吃變質有毒食物引起；慢性腸炎多因腸道慢性感染或炎性疾病所致。

腸炎這樣調養

腸炎患者要避免受涼，控制情緒，禁菸限酒，保護腸胃不受刺激。日常飲食應有規律，避免吃容易脹氣和刺激性的食物；難消化的食物也不宜吃。同時應該加強體能鍛鍊，增強抵抗力。

按摩療法

按摩大橫穴

大橫穴有除濕散結、理氣健脾、通調腸胃的作用，主治腸胃疾病。用拇指按摩大橫穴5分鐘，以有痠痛感為宜。長期堅持，可以清除腸內垃圾，有效緩解腸炎症狀。

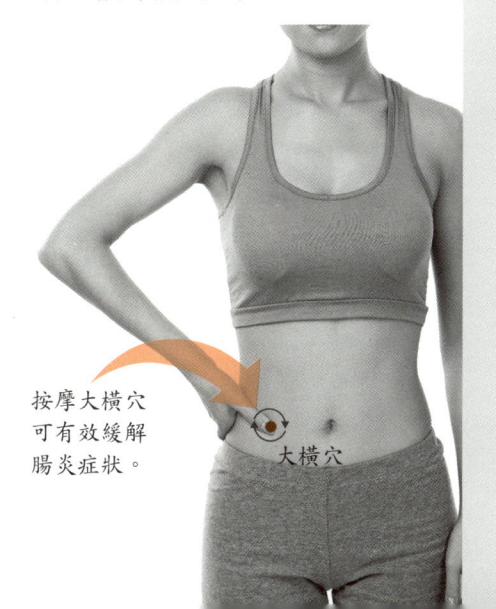

按摩大橫穴可有效緩解腸炎症狀。

大橫穴

藥膳療法

枸杞小米粥

小米50公克，枸杞適量。小米、枸杞分別洗淨。鍋中放適量水燒開後加入小米，攪拌一下防止黏鍋底，待米爛粥稠時，將枸杞放入鍋中稍煮片刻即可關火出鍋。此粥有補脾腎、和腸胃、利小便、治水瀉等功效。

小米粥因營養豐富易消化，在民間有「代參湯」的美稱。

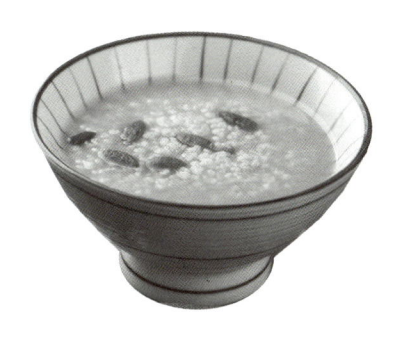

膽囊炎、膽結石

膽囊炎是多種原因引起膽囊內產生炎症的一種疾病，有急性膽囊炎、慢性膽囊炎之分。膽結石是指膽汁的成分產生某些變化，使得膽汁中的膽固醇沉澱聚集，從而形成結石。

脈診法

膽囊炎、膽結石患者脈象多為弦脈，但因病因不同，脈象也有差別。脈弦，為肝鬱氣滯所致；脈弦滑數，為肝膽濕熱所致；脈沉澀，為瘀血阻絡所致；脈細弦而數，為肝絡失養所致。

- 脈弦
- 脈弦滑數
- 脈沉澀
- 脈細弦而數

面診法

嚴重的膽囊疾病會導致鞏膜發黃。需要注意的是，某些肝病也會導致鞏膜（眼白）發黃，在實踐中應認真鑑別。

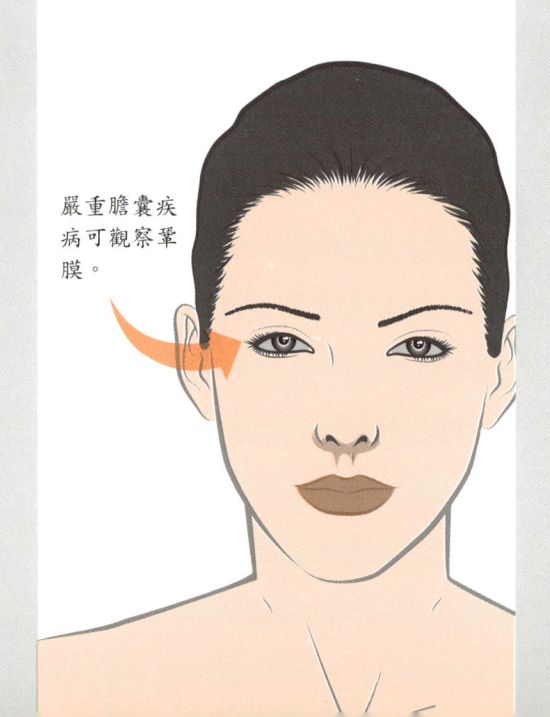

嚴重膽囊疾病可觀察鞏膜。

膽囊炎、膽結石的臨床症狀和病因

膽囊炎的症狀表現為突然右上腹疼痛、發熱、惡寒、噁心、嘔吐等，發病原因大多是膽囊內有細菌感染或者腸道有蛔蟲等；膽結石的症狀表現為發作性腹痛等，大多是由膽汁中的膽固醇逐漸鈣化引起。膽囊炎、膽結石發作時應及時前往正規醫療機構治療。

膽囊炎、膽結石這樣調養

膽囊炎、膽結石患者要注意日常的養護，保護好肝膽。日常應該注意調整飲食，控制高脂肪及高膽固醇食物的攝入，少吃辛辣、油炸食物。不可吸菸、飲酒，同時要保持心態樂觀，心胸開闊，有利於病情的好轉。

按摩療法

按摩期門穴

期門穴有疏肝、利氣、化瘀、通積之功效，主治膽囊炎、胸脅脹滿等症。用拇指按摩期門穴，每次3～5分鐘，以有痠脹感為宜。

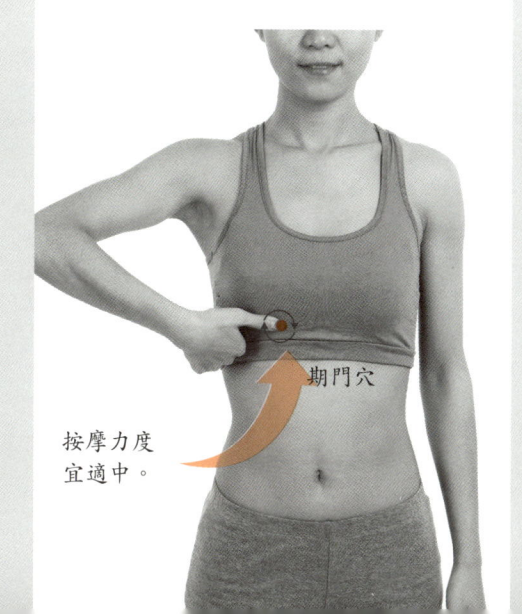

按摩力度宜適中。

期門穴

藥膳療法

枸杞玉米鬚粥

大米100公克，玉米鬚3公克，枸杞、香菜碎各適量。玉米鬚洗淨，枸杞洗淨，大米淘洗乾淨。將所有材料一同放入鍋中，加適量水，煲成粥，點綴香菜碎即可。

玉米鬚可加速膽汁排泄。

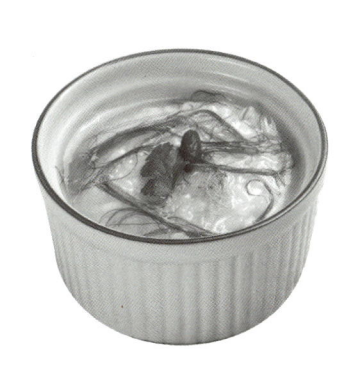

慢性胃炎

慢性胃炎是指不同病因引起的各種慢性胃黏膜炎性病變,是一種常見病,其發病率在胃病中居首位。

脈診法

慢性胃炎患者脈象多為滑數,但因病因不同,脈象也有差別。脈滑數,多為邪熱內陷所致;脈弦滑,多為飲食停滯所致;脈沉滑,多為痰濕內阻所致;脈沉弱,多為脾胃虛弱所致。

- 脈滑數
- 脈弦滑
- 脈沉滑
- 脈沉弱

面診法

雙眼有毛細血管向虹膜走行,可能提示患有慢性胃炎。

雙眼有毛細血管向虹膜走行,可能提示患有慢性胃炎。

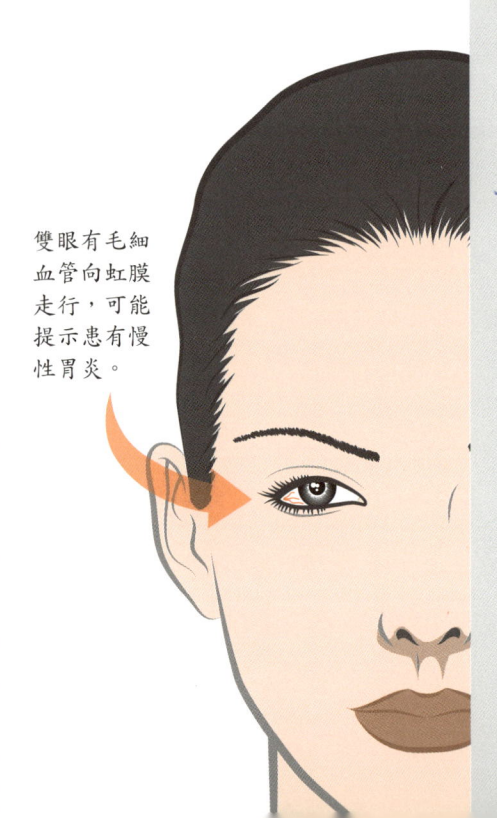

慢性胃炎的臨床症狀和病因

大多數患者常無症狀或有程度不同的消化不良症狀,如上腹隱痛、食欲減退、腹脹、反酸等。導致慢性胃炎的主要原因有:長期食用對胃黏膜有刺激的食物或藥物,過度飲酒、吸菸,飲食無規律,吃過冷或過熱的食物等。

慢性胃炎這樣調養

慢性胃炎患者應加強鍛鍊,注意飲食衛生,避免胃部受到刺激。日常應不吸菸,不飲酒,少喝濃茶和咖啡;少吃辛辣油膩的食物;少食過冷、過熱的食物。飯後不宜立即進行劇烈活動。日常要保持積極樂觀的精神狀態。

按摩療法

按摩足三里穴

足三里穴可理脾胃,調氣血,補虛弱,緩解胃病。以順時針方向和逆時針方向各按摩足三里穴 50 次,至穴位處有痠脹感為宜。

足三里穴

按摩足三里穴有助於緩解胃部不適。

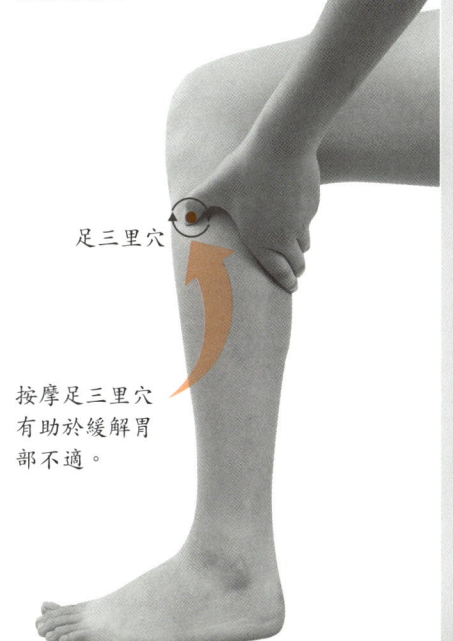

藥膳療法

黨參紅棗茶

黨參 15 公克,紅棗 5 顆,陳皮 3 公克。將以上三味藥煎湯代茶飲。每天 2 次,7 天為一個療程,可補脾、養胃。

黨參可抑制胃酸分泌,緩解胃部不適。

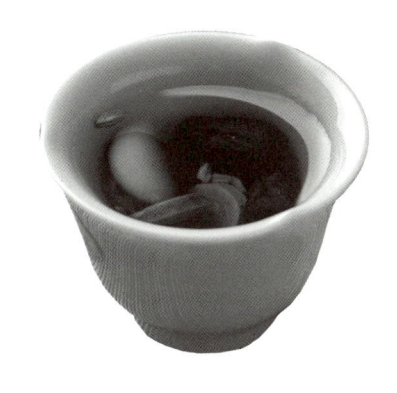

循環系統及內分泌系統疾病

心臟病

心臟病是心臟疾病的總稱,包括風濕性心臟病、先天性心臟病、高血壓性心臟病、冠狀動脈心臟病、心肌炎等各種心臟疾病。

脈診法

心臟病患者脈象多細弦,但是具體脈象因病因不同而有所差別。脈細弦,多為情志不遂、心氣鬱結所致;脈沉細遲,多為中年患者腎氣漸衰、心氣不足所致;脈弦澀,多為瘀血痹阻所致。

- 脈細弦
- 脈沉細遲
- 脈弦澀

面診法

鼻尖出現紫藍色或鼻尖突然發腫,如非外傷所致,可能提示患有先天性心臟病;眼外眥有較粗大血管彎曲,色深,可能提示心律不齊。

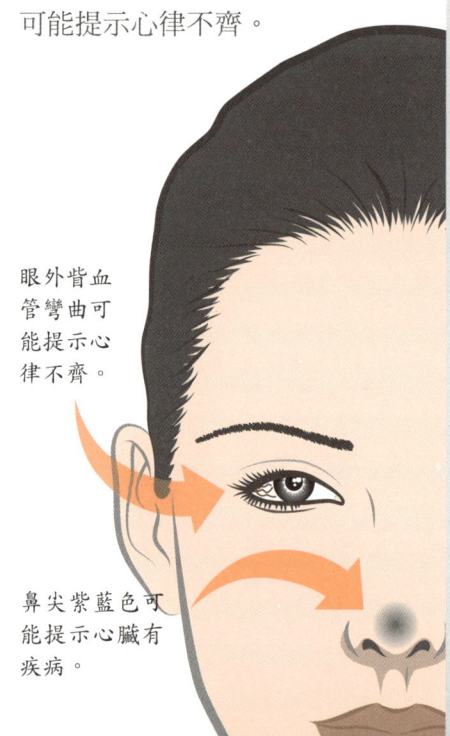

眼外眥血管彎曲可能提示心律不齊。

鼻尖紫藍色可能提示心臟有疾病。

心臟病的臨床症狀和病因

常見症狀有心悸、呼吸困難、咳嗽、咯血、胸痛、水腫、少尿等。病因有兩種：一種是先天性的，即心臟在胎兒期發育異常所致，病變可累及心臟各組織；另一種是後天形成的，出生後心臟受到外界或機體內在因素作用而致病。

心臟病這樣調養

心臟病患者應多吃富含膳食纖維的食物，以減少膽固醇生成；多吃綠葉蔬菜，補充維生素，以促進血液迴圈；多補充微量元素。平時不可進行劇烈運動，以免發生危險。日常生活要有規律，培養廣泛愛好，保持充足睡眠，保持情緒穩定，切忌急躁、憂鬱。

按摩療法

按壓內關穴

按壓內關穴對減輕胸悶、心前區不適和調整心率均有幫助。用拇指按壓內關穴3～5分鐘。長期堅持，可養護心臟。

按壓內關穴可緩解心臟病引起的不適。

內關穴

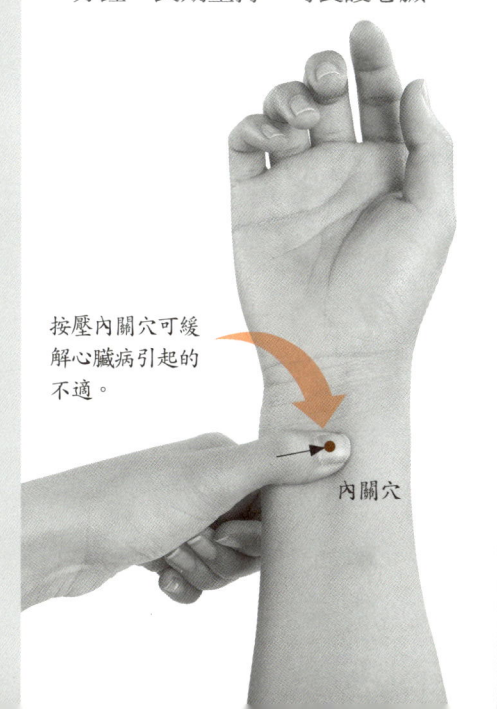

藥膳療法

蓮子百合煲瘦肉

蓮子、百合各10公克，豬瘦肉200公克，鹽適量。蓮子、百合洗淨，加水適量，約煮半小時；豬瘦肉洗淨切塊，放入鍋中煲至熟爛，加鹽調味即可。此湯可以養心安神。

蓮子養心安神，可緩解心悸。

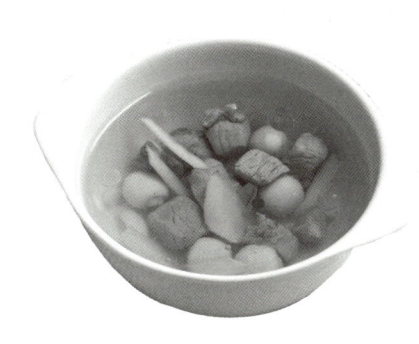

高血壓

　　高血壓是一種常見的以體循環動脈血壓升高為主要特徵的綜合症。如血壓經常超過 140/90 mmHg 則視為血壓升高。

面診法

　　面部發紅、飽滿，同時伴有頭暈、頭疼及頸部不適者，可能提示血壓太高。

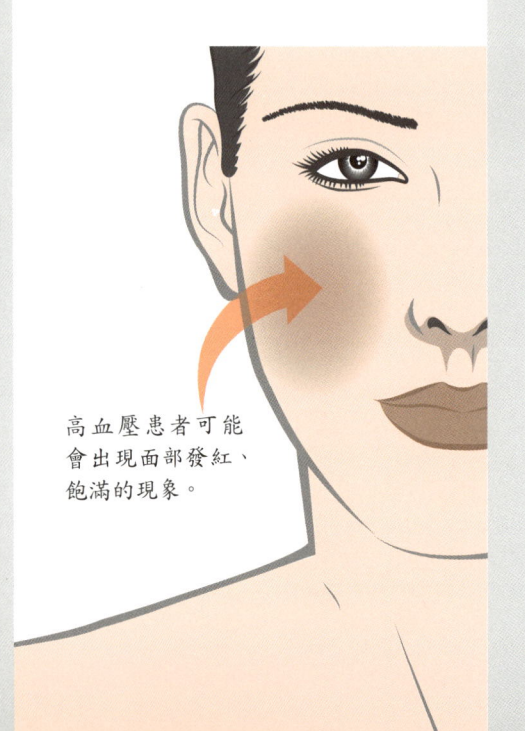

高血壓患者可能會出現面部發紅、飽滿的現象。

舌診法

　　一般患者多舌質紅或邊緣紅赤，少數人舌質淡紅或舌質絳紫。多數患者舌邊兩側有齒痕，舌下兩邊有側條紋線，多呈枝狀或囊狀。

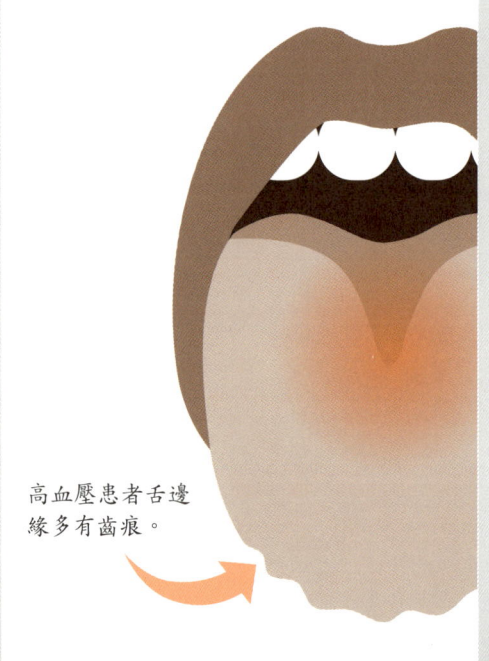

高血壓患者舌邊緣多有齒痕。

高血壓的臨床症狀和病因

常見以動脈血壓升高為主要臨床症狀，可引起血管、腦、心、腎等器官病變。主要症狀為頭痛、頭暈、頭脹、耳鳴、眼花、健忘、注意力不集中、失眠、乏力、四肢麻木、心悸等。病因比較複雜，可能與遺傳、高脂或高鹽飲食、肥胖、吸菸、酗酒等有關。

高血壓這樣調養

改變不合理的生活習慣是預防高血壓的主要方式，如飲食、運動、情緒等方面。

飲食要低脂、少鹽、低熱量、少食多餐；多吃低鈉、高鉀、高鈣的食物，Ａ菜心、牛奶等。日常應選擇合適的運動，如打太極拳、散步等，不要進行劇烈運動，以免血壓突然升高，發生危險。同時應該保持良好心態，避免緊張、急躁和焦慮。

艾灸療法

艾灸風池穴、曲池穴等

先艾灸風池穴、曲池穴以疏風定眩，再艾灸湧泉穴以平肝，接著再艾灸足三里穴以健脾，促使陰陽調和。每穴灸15分鐘左右。

溫和灸風池穴等穴位，可緩解高血壓引起的不適。

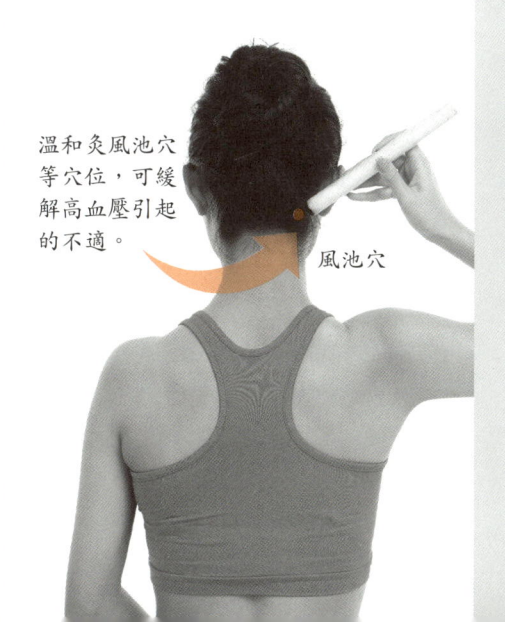

風池穴

藥膳療法

芹菜紅棗湯

西洋芹（下段莖）60公克，紅棗6顆。芹菜洗淨，切成片狀，紅棗洗淨。以上食材放入鍋內，加適量水，小火慢煮30分鐘。此湯適合高血壓和高膽固醇的人飲用。

高血壓患者可常食芹菜。

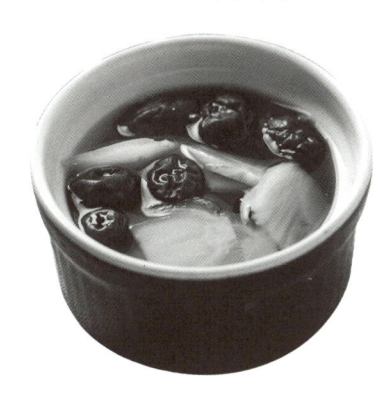

糖尿病

糖尿病是一種由胰臟功能減退，胰島素分泌不足或者胰島素抵抗等引發的糖、蛋白質、脂肪、水和電解質等一系列代謝紊亂綜合症。臨床以高血糖為主要特點，典型症狀為多飲、多食、多尿、體重減輕，即「三多一少」症狀。

面診法

糖尿病患者雙眼白睛可能有小紅點出現，面容消瘦，牙齒鬆動，手足麻木，嗜睡，視力突然快速減退，屈光不正。

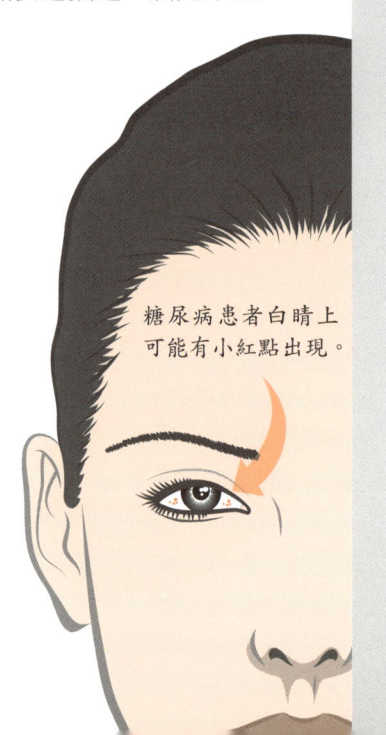

糖尿病患者白睛上可能有小紅點出現。

舌診法

糖尿病中晚期患者多舌硬，伸縮不靈活，舌體胖大有齒痕，舌質呈紅藍色，舌前半部兼有淡藍色，舌尖兩側有赤色點刺，舌苔薄白，少苔。

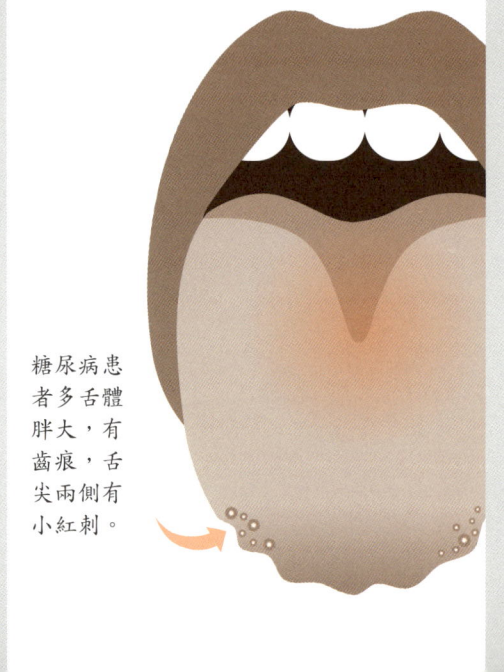

糖尿病患者多舌體胖大，有齒痕，舌尖兩側有小紅刺。

糖尿病的臨床症狀和病因

糖尿病典型的臨床症狀為「三多一少」，即多飲、多食、多尿、體重減輕。常見症狀還有口乾、口苦、口中有異味等。糖尿病可能與先天遺傳、生活方式紊亂、心情不暢、肥胖、年齡等因素有關。

糖尿病這樣調養

糖尿病患者除了要嚴格遵守醫囑進行藥物治療外，還要注意定時定量進餐，限制主食、油脂的攝入，忌糖類、菸酒等。日常應該堅持定時定量的有氧運動，控制體重。同時應該注意控制不良情緒，使心情處於平和狀態。

拔罐療法

拔肺俞穴、脾俞穴等

取肺俞穴，調節肺氣、補虛清熱，針對「多飲」；取脾俞穴，健脾利濕、和胃降逆，針對「多食」；取腎俞穴，益腎納氣，針對「多尿」。用火罐拔以上穴位，每穴各拔5～10分鐘。

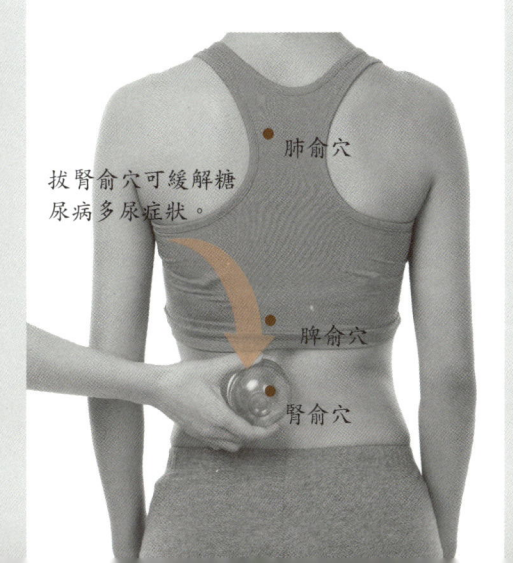

拔腎俞穴可緩解糖尿病多尿症狀。

肺俞穴
脾俞穴
腎俞穴

藥膳療法

枸杞西洋參茶

西洋參5公克，枸杞3公克。枸杞洗淨；西洋參洗淨，切成片。將西洋參片和枸杞放入杯中，沸水沖泡飲用。西洋參有助於改善糖尿病患者口乾、乏力等症狀。

泡完茶後的西洋參片可以嚼食。

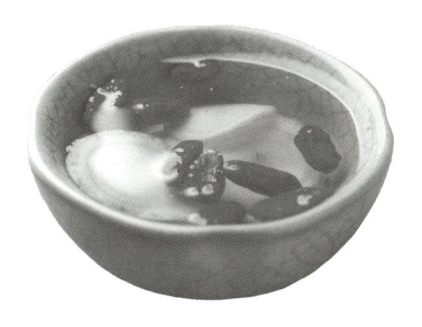

甲狀腺功能亢進症

甲狀腺功能亢進症，簡稱「甲亢」，是由多種病因引起的甲狀腺素分泌過多導致的內分泌疾病，病理上呈彌漫性，中醫稱之為「癭病」。

脈診法

甲狀腺功能亢進症患者脈象多為弦脈，但是具體脈象因病因不同而有所差別。脈弦或細，多為氣滯鬱結所致；脈弦數或細數，多為陰虛火旺所致；脈虛弱而數，多為虛風內熱所致。

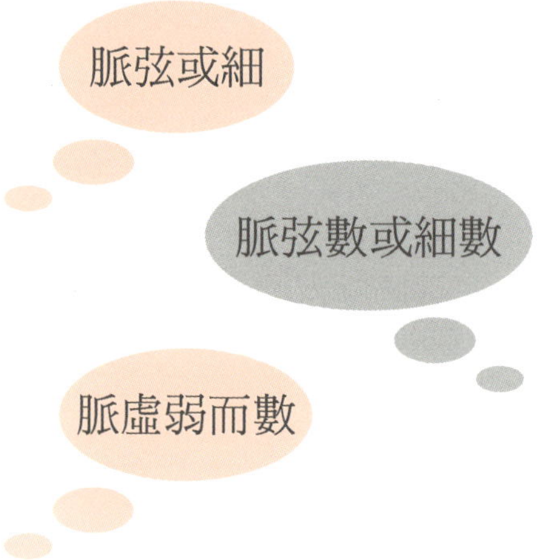

- 脈弦或細
- 脈弦數或細數
- 脈虛弱而數

面診法

甲狀腺功能亢進症患者頸部粗大，並有血管雜音。多數患者還有眼球凸出、眼瞼水腫、視力減退等症狀。

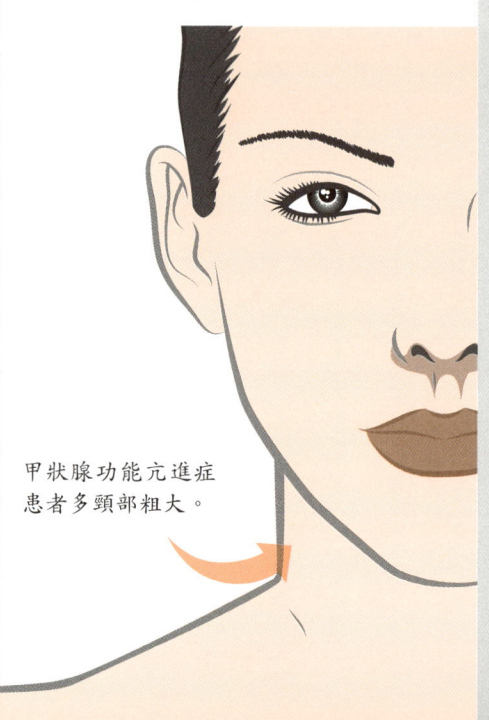

甲狀腺功能亢進症患者多頸部粗大。

甲狀腺功能亢進症的臨床症狀和病因

甲狀腺功能亢進症常見症狀有進食和便次增多、甲狀腺腫大、心煩易怒、口苦咽乾、眼睛輕度突出、眼瞼呆滯、消瘦、手掌多汗等。甲狀腺功能亢進症發病往往有一定的誘因，常見的誘因有感染、過度疲勞、懷孕以及巨大的精神刺激等。

甲狀腺功能亢進症這樣調養

甲狀腺功能亢進症患者應少吃辛辣刺激的食物，多吃新鮮水果、蔬菜，提倡高蛋白飲食。甲狀腺功能亢進症患者不建議做劇烈運動，最好選擇一些較為平穩舒緩的運動，如瑜伽、太極拳等。日常要學會調節情緒，良好的情緒和心態有利於身體康復。

按摩療法

按摩太衝穴、湧泉穴

太衝穴可清肝火、疏肝理氣，可緩解肝氣鬱結引起的甲狀腺功能亢進症；湧泉穴能清熱開竅、滋陰降火，可緩解甲狀腺功能亢進症引起的急躁、畏熱、多汗等症狀。以上穴位各按摩1～3分鐘。

按摩太衝穴可緩解甲狀腺功能亢進症引起的不適。

太衝穴

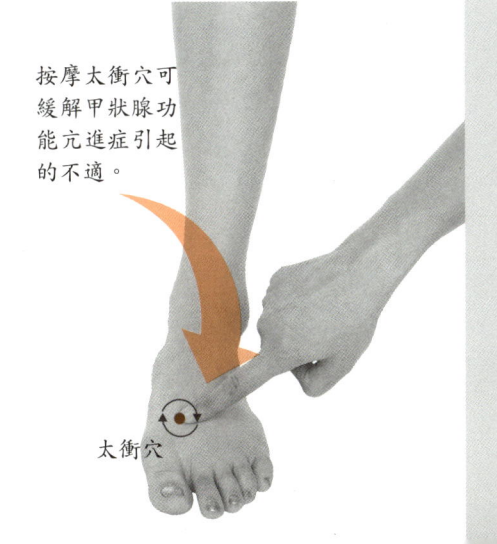

藥膳療法

佛手粥

佛手9公克，大米60公克。將佛手用適量水煎汁去渣後，再加入大米煮成粥即可。每日一劑，連服10～15天，能夠疏肝清熱。

此粥可疏肝健脾。

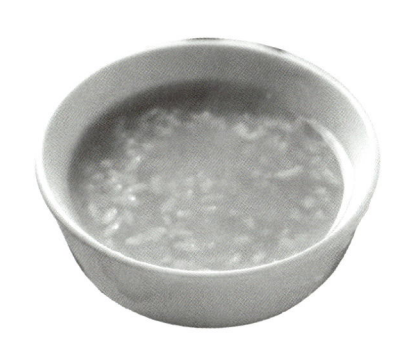

骨關節疾病

肩關節周圍炎

肩關節周圍炎，簡稱「肩周炎」（五十肩），是肩關節囊和周圍軟組織退化性病變引起的一種炎性反應。好發年齡為 50 歲左右，女性發病率高於男性。

脈診法

肩關節周圍炎患者的脈象多浮緊，但是具體脈象因致病原因不同而有差別。脈浮緊，多為風寒侵襲所致；脈細無力，多為氣血不足、筋失濡養所致；脈細澀，多為氣滯血淤所致。

脈浮緊

脈細無力

脈細澀

面診法

耳部肩區見點狀或片狀紅暈，或點狀白色邊緣處有紅暈，或呈暗紅色改變，可能提示患有肩關節周圍炎。

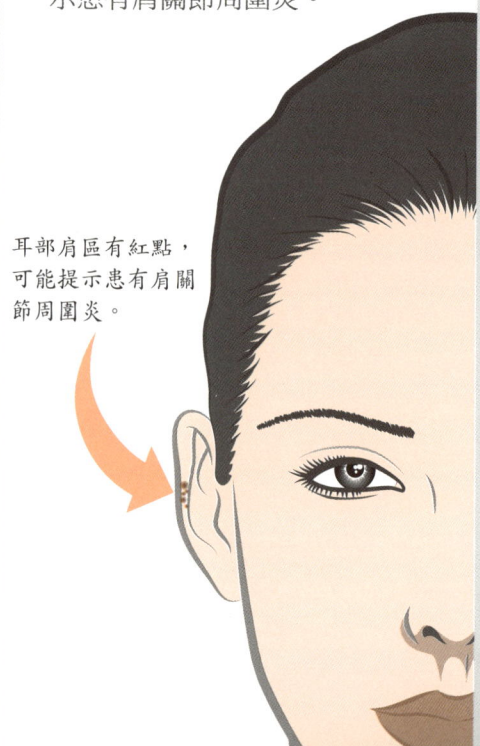

耳部肩區有紅點，可能提示患有肩關節周圍炎。

肩關節周圍炎臨床症狀和病因

臨床症狀為肩部疼痛、肩關節活動受限、怕冷、壓痛、肌肉痙攣與萎縮。肩關節周圍炎的發病原因很多，如老年人的軟組織退化性病變、長期姿勢不良等，導致肩部慢性受傷，頸椎病以及心、肺疾病也可能會引發肩關節周圍炎。

肩關節周圍炎這樣調養

日常飲食應注意補充鈣質，可適當食用含鈣量較高的食物，如牛奶、雞蛋、豆製品等。還應注意保護肩部，避免肩部受風寒，避免久居潮濕的地方。日常站姿、坐姿要正確，避免含胸駝背或長時間低頭，以免增加頸肩負擔。

按摩療法

按壓合谷穴、後溪穴等

肩部痠痛時按摩或輕輕拍打肩部，可緩解疼痛。取合谷穴、後溪穴、神門穴、大陵穴、太淵穴、液門穴、中衝穴等穴位，每穴用手指按壓1～3分鐘，並配合肩部運動，可促進肩部血液迴圈，從而緩解肩部疼痛。

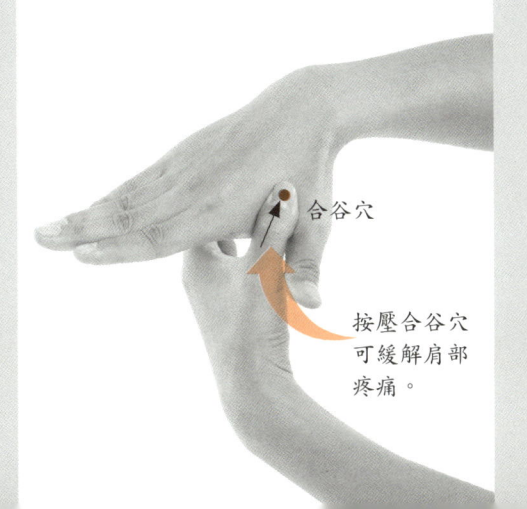

合谷穴

按壓合谷穴可緩解肩部疼痛。

艾灸療法

艾灸肩貞穴、肩髎穴等

肩貞穴、肩髎穴可舒筋活絡、通絡散結；手三里穴、臂臑穴可促進氣血循環，濡養肩周。先後溫和灸這幾個穴位，每個穴位灸15分鐘，可緩解肩部不適。

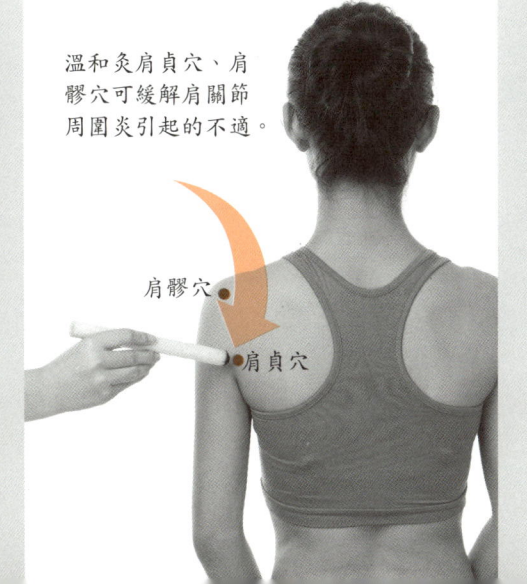

溫和灸肩貞穴、肩髎穴可緩解肩關節周圍炎引起的不適。

肩髎穴

肩貞穴

頸椎病

頸椎病是指頸椎間盤發生退變，影響脊柱的穩定性，久而久之產生骨質增生，使脊髓、神經根、椎動脈、交感神經等受到刺激或壓迫，引起頸椎病。

脈診法

脈細弦，多為寒濕阻絡所致；脈弦或細澀，多為血淤阻滯所致；脈沉細無力，多為肝腎不足所致；脈弦滑，多為痰濕阻竅所致。

- 脈細弦
- 脈弦或細澀
- 脈沉細無力
- 脈弦滑

面診法

當患有頸椎病時，患者面部會逐漸失去對稱性，表現為鼻梁可能不垂直，呈歪斜狀，雙側鼻孔不等大，頭偏一側，肩一高一低等。

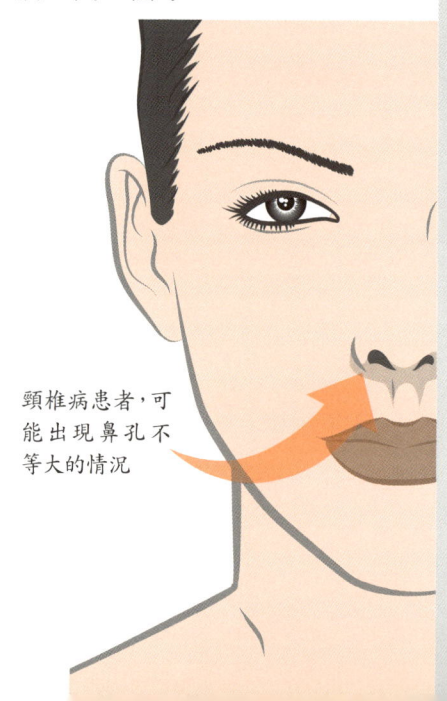

頸椎病患者，可能出現鼻孔不等大的情況

頸椎病的臨床症狀和病因

頸椎病的常見症狀有頸背疼痛、上肢無力、手指發麻、下肢乏力、行走困難、頭暈、噁心、嘔吐等。頸椎病的發病原因有頸部勞損、頸椎增生、周圍組織感染、頸部外傷等。

頸椎病這樣調養

頸椎病可由椎體增生、骨質退化疏鬆引起，飲食上多食富含鈣、蛋白質、維生素的食物。適當參加體能鍛鍊，多做抬頭運動，多進行肩頸關節的功能鍛鍊。

按摩療法

按摩頸百勞穴

經常按摩頸百勞穴可緩解頸椎疲勞。可將兩手手指放在頸部後方，來回摩擦頸部。力度宜輕柔，連續摩擦 1～2 分鐘至頸部發熱為宜，可放鬆頸椎肌肉。

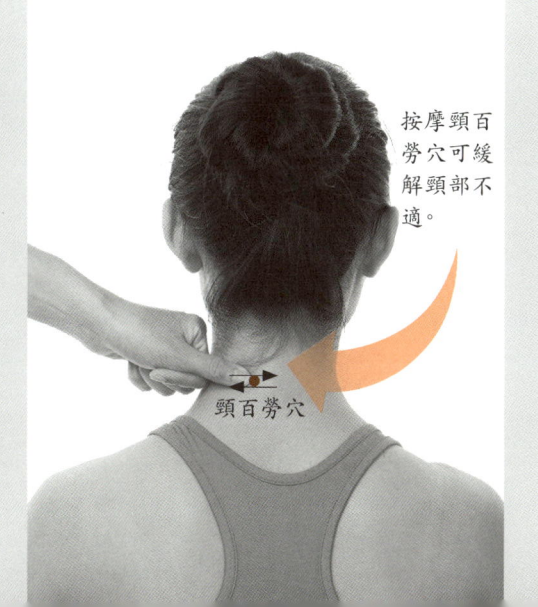

按摩頸百勞穴可緩解頸部不適。

頸百勞穴

艾灸療法

艾灸風池穴、大椎穴等

頸椎病可通過艾灸的方法來緩解，分別艾灸風池穴、大椎穴、肩井穴，可疏通經絡，祛寒濕，暢通氣血。

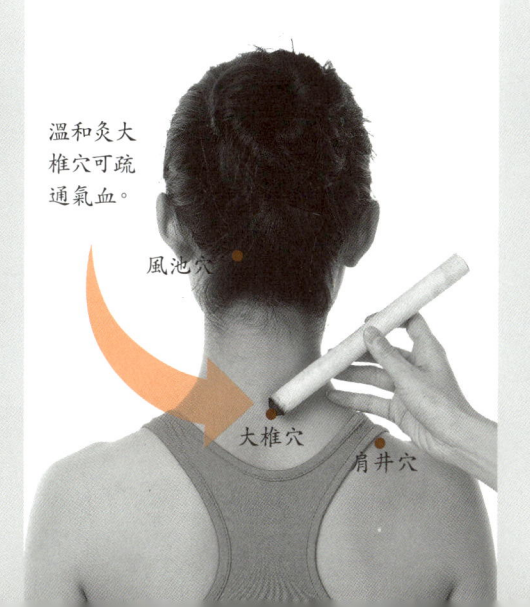

溫和灸大椎穴可疏通氣血。

風池穴

大椎穴　肩井穴

腰痛

腰痛又稱「腰脊痛」，是指因外感、內傷或挫閃導致腰部受傷，以致氣血運行不暢，或失於濡養，引起腰脊或脊旁部位疼痛的一種病症

脈診法

脈細，多為腎虛腰痛所致；脈沉緊或沉遲，多為寒濕腰痛所致；脈濡數或弦數，多為濕熱腰痛所致。

- 脈細
- 脈沉緊或沉遲
- 脈濡數或弦數

面診法

耳部腰骶椎反射區有隆起變形，呈結節狀改變，可能提示腰椎有退化性病變。

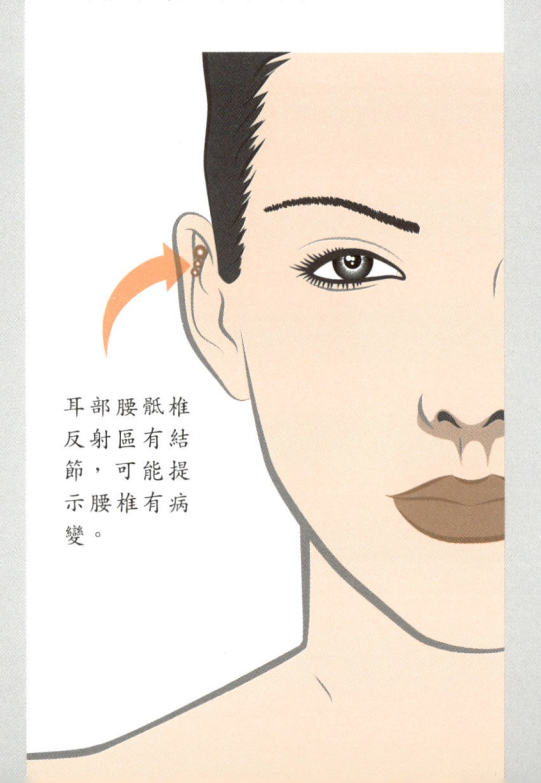

耳部腰骶椎反射區有結節，可能提示腰椎有病變。

腰痛的臨床症狀和病因

以一側或兩側腰痛為主要症狀，或痛勢綿綿，時作時止，遇勞則劇，得逸則緩；或痛如錐刺，按之痛甚。腰椎骨質增生、腰椎間盤突出、腰部骨折、腫瘤等都可導致腰痛，泌尿系統或生殖系統疾病也可能會引起腰痛。

腰痛這樣調養

飲食宜清淡，多吃蔬菜、水果、豆類。日常不要久坐不動，時間長了要適當變換姿勢；可以做一些舒緩的運動，如打太極拳等。同時要注意避免居住在潮濕的環境中，注意腰部保暖，避免腰部負重。

按摩療法

按壓委中穴

委中穴屬足太陽膀胱經，具有舒筋通絡、散瘀活血、清熱解毒之功效。用拇指指端按壓委中穴，力度以稍感痠痛為宜，一壓一鬆為 1 次，連做 10～20 次。堅持按壓，可緩解腰背痠痛。

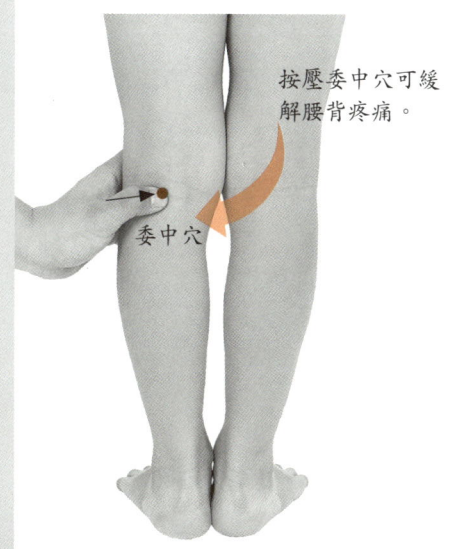

按壓委中穴可緩解腰背疼痛。

委中穴

艾灸療法

艾灸大腸俞穴和腰陽關穴

大腸俞穴可補腎生精、理氣化滯；腰陽關穴可舒筋活絡、緩急止痛。溫和灸上述穴位各 15 分鐘。

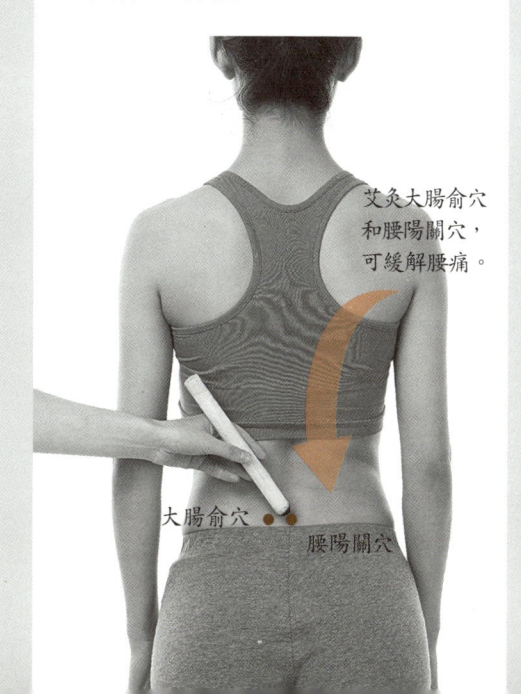

艾灸大腸俞穴和腰陽關穴，可緩解腰痛。

大腸俞穴　腰陽關穴

風濕性關節炎

風濕性關節炎是一種常見的急性或慢性結締組織炎症。此病是發病率較高的一種風濕類疾病。

脈診法

風濕性關節炎患者的脈象多浮緊，但因病情不同脈象也有差別。脈浮緊，多為風勝行痹所致；脈弦滑，多為濕勝著痹所致；脈沉虛而緩，多為氣虛血虧所致。

- 脈浮緊
- 脈弦滑
- 脈沉虛而緩

舌診法

風寒濕痹型風濕性關節炎患者多會出現舌淡紅或暗紅，舌苔薄白的情況。

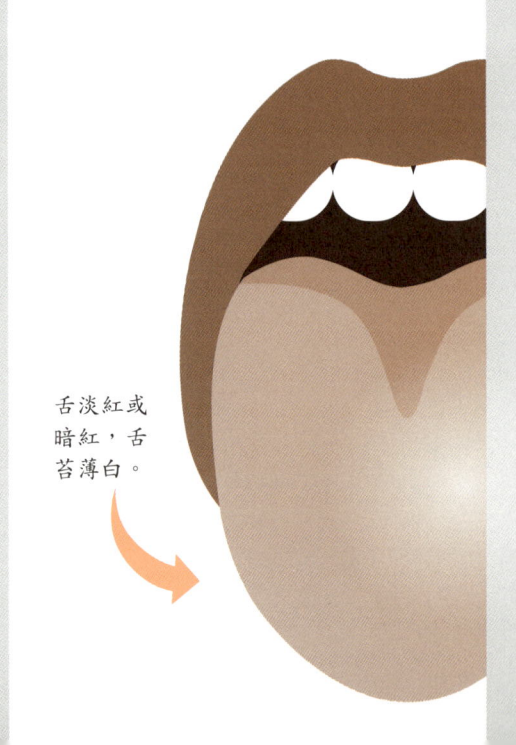

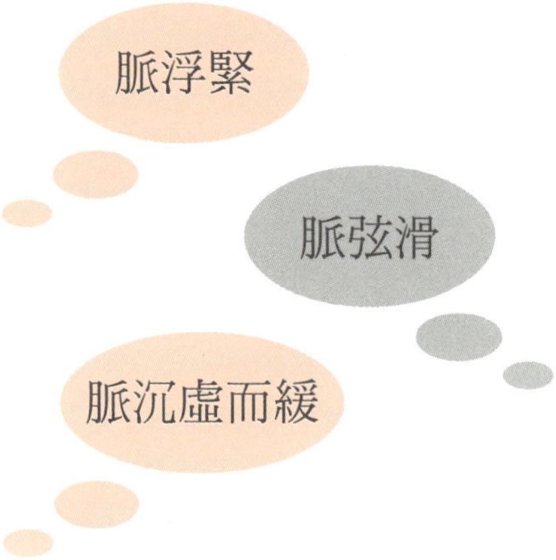

舌淡紅或暗紅，舌苔薄白。

風濕性關節炎的臨床症狀和病因

風濕性關節炎的常見症狀以關節和肌肉呈對稱性、遊走性疼痛，並伴有紅、腫、熱的炎症表現為主。本病與溶血性鏈球菌感染、受寒、疲勞過度、身體虛弱、氣血運行不暢、機體防禦功能低下及損傷、營養不良等因素有關。如果得了風濕性關節炎應儘快治療調理，否則會造成行動不便。

風濕性關節炎這樣調養

飲食上應多吃一些易消化、高能量的食物，以增強抵抗力；少食辛辣、冰冷及油膩的食物。緩解期應適當進行關節功能的鍛鍊，如關節的外展、上舉等。注意，急性疼痛發作期應臥床休息，避免劇烈運動。同時，要注意關節部位的保暖，陰雨天少出門，不可穿潮濕的衣服，洗澡後也要及時擦乾身體。

按摩療法

按摩犢鼻穴

經常按摩犢鼻穴可祛風濕、散風寒、利關節、通經絡、止痹痛等。

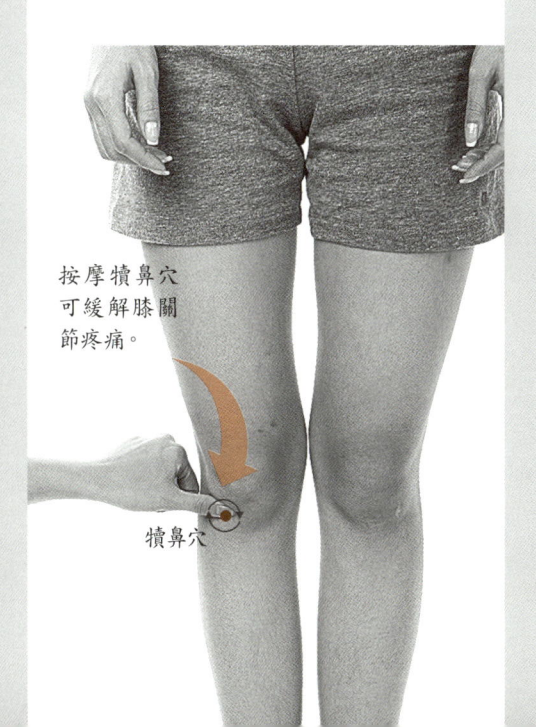

按摩犢鼻穴可緩解膝關節疼痛。

犢鼻穴

艾灸療法

艾灸足三里等穴

艾灸可以祛風、散寒、除濕、緩解疼痛。先艾灸足三里穴、三陰交穴、太溪穴以滋補肝腎、補氣養血；接著艾灸阿是穴以通絡止痛；再艾灸大杼穴、陽陵泉穴以舒筋利節。

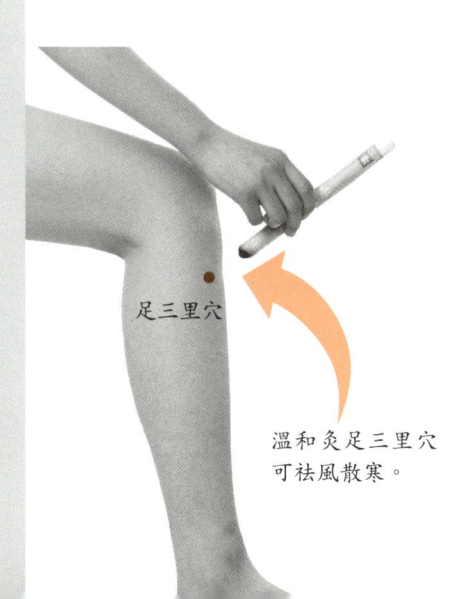

足三里穴

溫和灸足三里穴可祛風散寒。

神經系統疾病

失眠

失眠又稱「不寐」,是經常不能正常睡眠的一種病症,會導致白天精神狀況不佳、反應遲鈍、疲倦乏力,嚴重影響日常生活和工作學習。

脈診法

失眠患者脈多弦數,症見急躁易怒、失眠多夢,多為肝鬱化火所致。

脈多弦數

面診法

白睛上布滿紅血絲;下眼瞼青黑,多提示失眠、多夢。

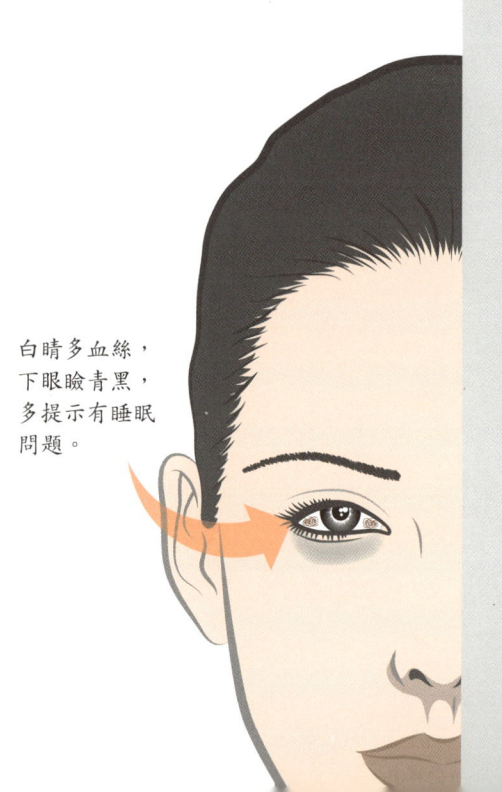

白睛多血絲,下眼瞼青黑,多提示有睡眠問題。

失眠的臨床症狀和病因

失眠的表現為難以入睡、睡後易醒、睡眠不實,並伴有疲勞、記憶力下降、反應遲緩、注意力不集中、頭痛等症狀。中醫認為心主神志,心氣不足不能養神,或陰血虧虛、陰虛內熱,或肝鬱氣滯、痰熱內擾等均可導致失眠。

失眠這樣調養

失眠患者要養成良好的生活習慣,定時休息,睡前不飲濃茶、咖啡。保持平和的心態,忌焦慮、緊張、憂鬱。睡前宜放鬆身心。

按摩療法

按摩百會穴等

先用拇指順時針和逆時針各按摩百會穴50次,再用拇指指端按壓內關穴3分鐘,最後用拇指指尖掐按少衝穴1分鐘,可保養心臟、寧心安神,有效緩解失眠。

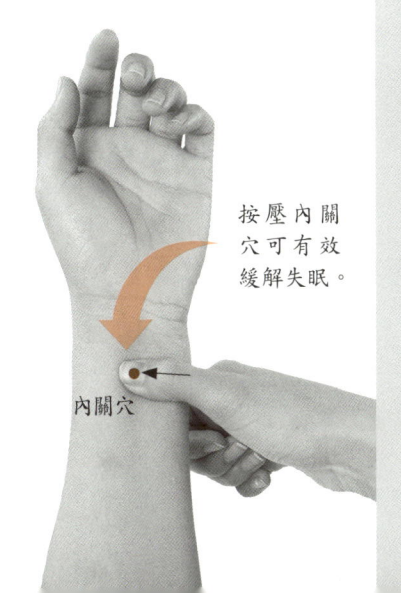

按壓內關穴可有效緩解失眠。

內關穴

藥膳療法

小麥紅棗甘草飲

小麥30公克,紅棗5顆,甘草10公克。小麥、紅棗、甘草洗淨備用。將甘草放入砂鍋內加水煎煮,連煎2次,然後將藥汁混合備用。將小麥、紅棗及甘草汁一起放入煲內,煮至小麥、紅棗熟爛即可。

可補益心脾、安神凝心。

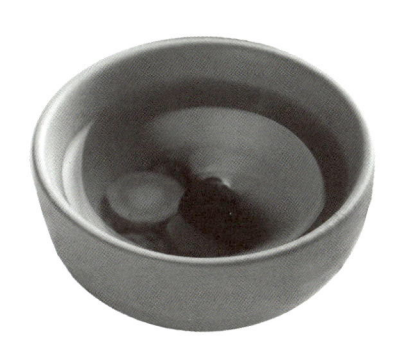

神經衰弱

神經衰弱是由於精神長期處於過度緊張狀態，精神負擔過重或受到創傷，大腦功能失調而產生各種臨床症狀的一種腦神經功能性疾病。

脈診法

脈弦，多為肝氣鬱結所致；脈弦數，多為氣鬱化火所致；脈弦或澀，多為血行淤滯所致；脈弦滑，多為痰氣鬱結所致。

- 脈弦
- 脈弦數
- 脈弦或澀
- 脈弦滑

面診法

耳部心區見圓形皺褶，耳垂前區見片狀白色改變，可能提示患有神經衰弱。

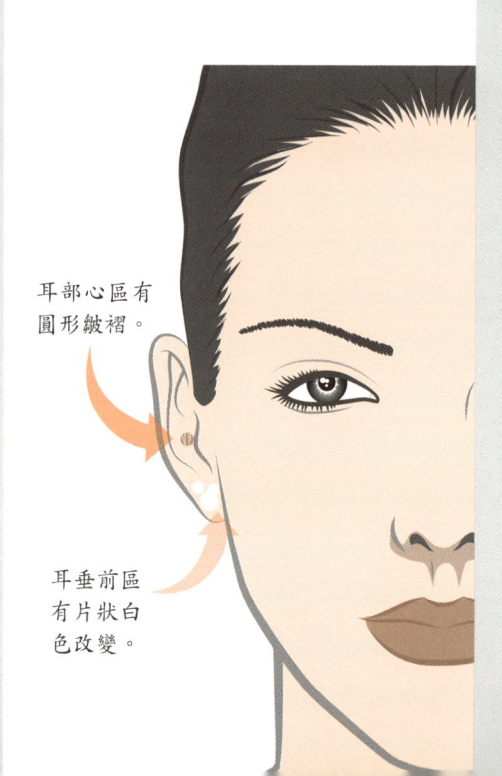

耳部心區有圓形皺褶。

耳垂前區有片狀白色改變。

神經衰弱的臨床症狀和病因

常見臨床症狀有情緒不穩定、緊張性頭痛、精神易亢奮、疲勞、睡眠障礙、自主神經功能紊亂等。神經衰弱與長期精神抑鬱、思慮過度、精神緊張關係密切。

神經衰弱這樣調養

神經衰弱患者主要由心病引起，要學會自我調節，避免精神緊張，注意休息。晚上不宜喝濃茶和含咖啡因飲料。多進行體能鍛鍊，增強體質。學會自我調節，正確面對生活中的不如意和壓力，培養樂觀豁達的態度。

按摩療法

按摩百會穴

按摩百會穴具有開竅醒腦、平肝息風的功效。每天按摩百會穴3～5分鐘，可緩解神經衰弱導致的失眠、頭暈、頭痛等症狀。

按摩百會穴可改善失眠、頭暈等症狀。

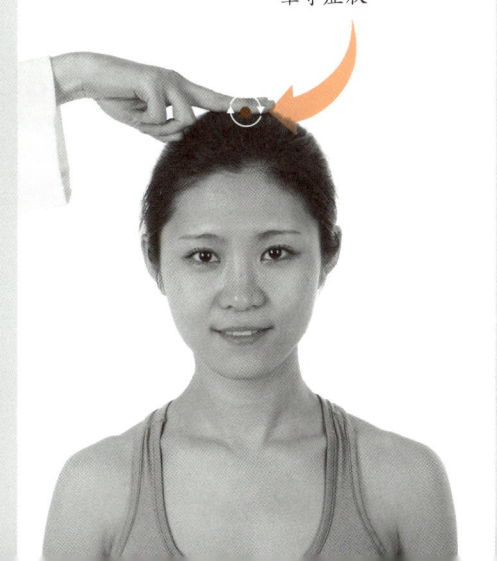

藥膳療法

天麻雞湯

母雞1隻，天麻15公克，水發香菇50公克，高湯500毫升，蔥、薑各適量。天麻洗淨切片，蒸10分鐘取出；母雞切塊，放蔥、薑煸炒，加高湯，燒開後用小火燉40分鐘，再加香菇、天麻片燜5分鐘即可。

天麻鎮定安神，可緩解神經衰弱。

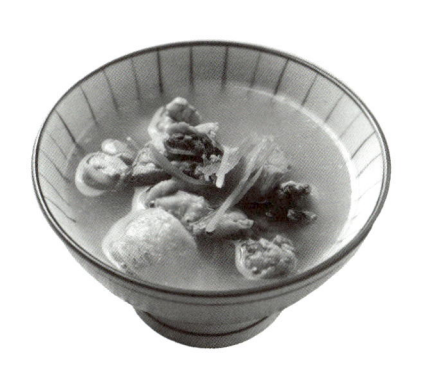

頭痛

頭痛是指由於外感或內傷，脈絡絀急或失養、清竅不利所引起的一種以頭部疼痛為主要表現的病症。國際頭痛學會（International Headache Society）將頭痛分為原發性頭痛、繼發性頭痛和其他類型頭痛。

脈診法

頭痛患者脈象多樣。脈浮緊，多為風寒犯頭所致；脈浮數，多為風熱犯頭所致；脈濡滑，多為風濕犯頭所致；脈沉弦有力，多為肝陽上亢所致。

- 脈浮緊
- 脈浮數
- 脈濡滑
- 脈沉弦有力

面診法

頭痛患者因長期睡眠不足，大多白睛內有紅血絲；嚴重者甚至會出現鼻子歪斜的現象。

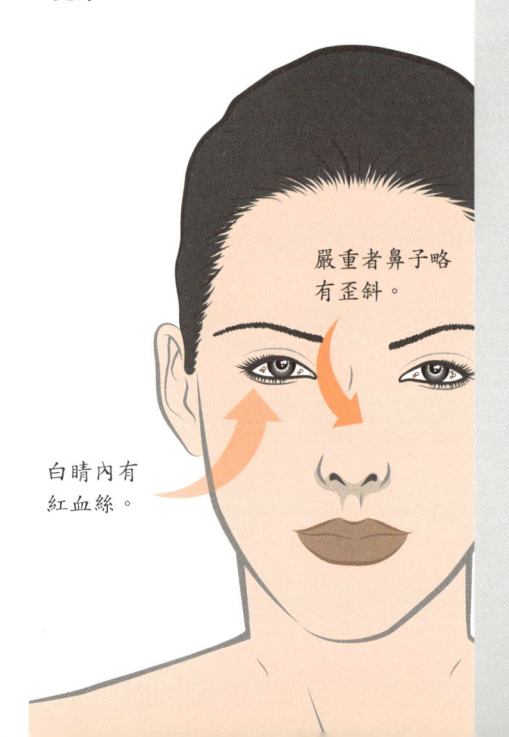

嚴重者鼻子略有歪斜。

白睛內有紅血絲。

頭痛的臨床症狀和病因

頭痛呈發作性，多偏於一側，每日至數週發作1次，每次持續時間不等，頭痛劇烈，同時伴有眼脹、出汗等症狀。該病可見於任何年齡，以女性多見。起病突然，反覆發作，可因疲勞、失眠、情緒激動等情況誘發。

頭痛這樣調養

日常應避免吸菸、飲酒以及過量食用高脂肪食物，同時應進行適當的體育運動。在日常也要注意保持情緒的平和與穩定，注意勞逸結合，培養積極健康的業餘愛好及高尚的生活情趣。

按摩療法

按摩風池穴

用兩手拇指指腹按摩風池穴3～5分鐘，力度由輕漸重，以有痠脹感為宜。每天1次，頭痛較重者每天2次，可緩解頭痛。

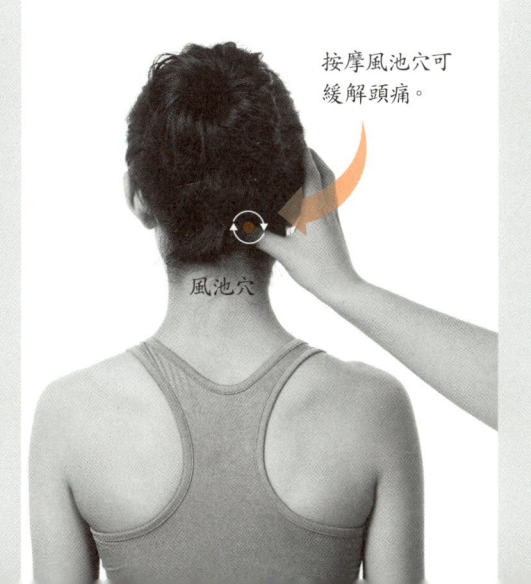

按摩風池穴可緩解頭痛。

風池穴

艾灸療法

艾灸率谷穴

率谷穴在耳孔直上入髮際2橫指處。點燃艾條，距率谷穴3～5釐米，溫和灸10分鐘左右，以穴位皮膚感到溫熱、舒適為宜。頭痛時艾灸率谷穴可清熱散風、緩解頭痛。

溫和灸率谷穴可清熱散風。

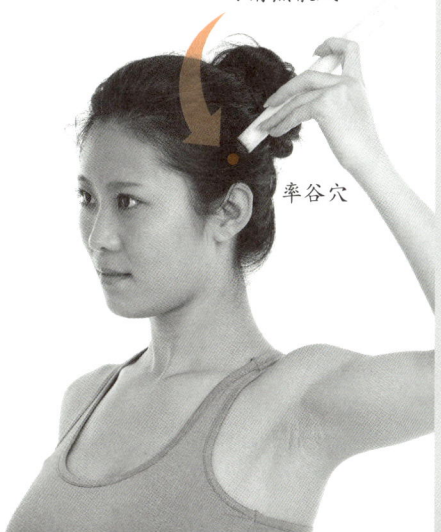

率谷穴

腦動脈硬化

　　腦動脈硬化是在全身動脈硬化的基礎上，腦動脈發生彌漫性粥狀硬化，致使管腔狹窄，小血管閉塞，腦部供血量減少，從而引起的一系列神經和精神症狀。

面診法

　　面部太陽穴處可能有青筋凸起、扭曲；雙眼白睛部分經常有出血斑點。

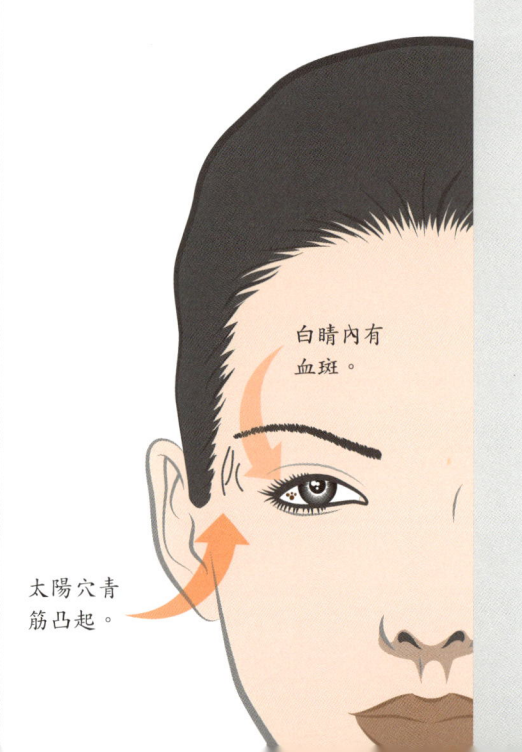

白睛內有血斑。

太陽穴青筋凸起。

舌診法

　　腦動脈硬化患者大多血脂比較高，血行不暢，痰濁內阻，津液運行不暢，導致舌質紅、乾燥、發暗，舌苔黃厚。值得注意的是，其他病症也會出現上述情況，應謹慎鑑別。

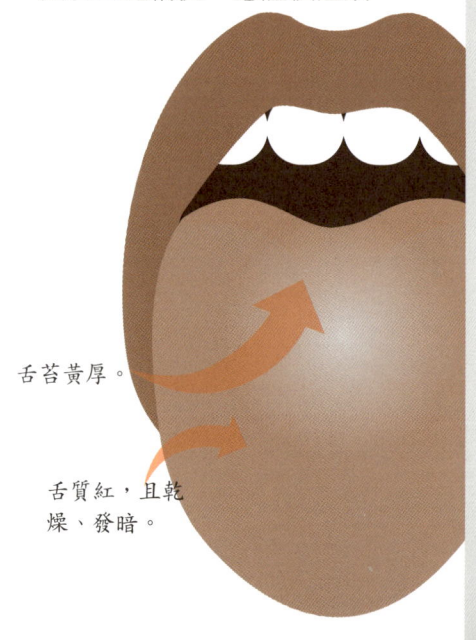

舌苔黃厚。

舌質紅，且乾燥、發暗。

腦動脈硬化的臨床症狀和病因

臨床表現為頭暈、頭痛、記憶力減退、情緒不穩、思維遲緩、睡眠障礙等症狀。腦動脈硬化多發於中老年人。本病的發病機制目前仍不明確，臨床中發現，高血壓、高血脂、糖尿病患者併發腦動脈硬化者較多。

腦動脈硬化這樣調養

飲食宜清淡、少鹽；多補充蛋白質，避免血管硬化；減少肉類的攝入；戒菸戒酒。日常可以做一些較為和緩的運動，如散步、做體操、打太極拳等。同時，要避免精神緊張和情緒波動，以減少腦血管痙攣的發生；注意勞逸結合，保持情緒的穩定。

按摩療法

按摩內關穴、神門穴等

用拇指指端點按內關穴1～3分鐘，可益氣行血、化瘀通絡，防治動脈硬化；用拇指指腹按揉神門穴1～2分鐘，可鎮靜安神，緩解腦動脈硬化引起的失眠、頭痛等不適。

點按內關穴、按揉神門穴可緩解頭痛等不適。

神門穴
內關穴

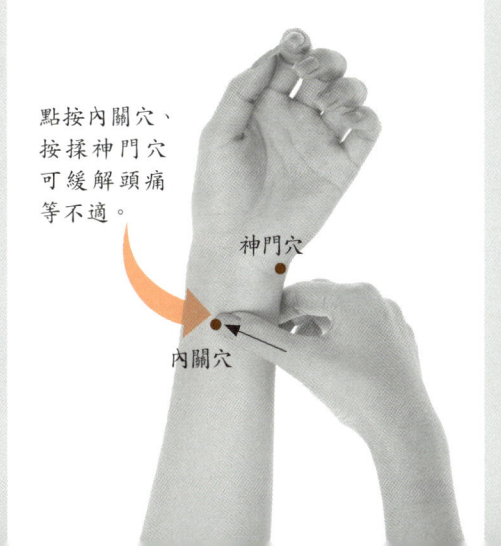

藥膳療法

枸杞雞蛋羹

雞蛋2個，枸杞6公克，鹽適量。將雞蛋打入碗中，加入枸杞，再加適量清水和鹽打散，入鍋蒸熟即可。

此羹尤其適合老年人食用。

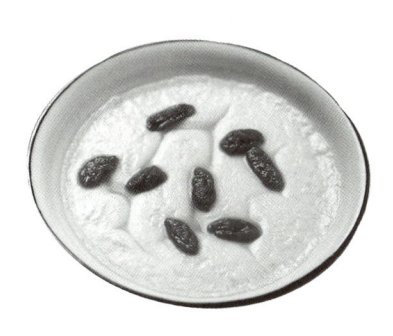

腦出血

腦出血也叫「腦溢血」，為顱內實質性內出血，血管破裂而血液溢出，是一種危及生命的突發性疾病。多見於有「三高」和動脈硬化等病史的中老年人。

脈診法

腦出血患者多為弦脈，因病因不同可合併其他脈象。脈弦滑，為風痰、瘀血痹阻脈絡所致；脈弦數有力，為肝陽暴亢、風火上擾所致；脈弦滑，為痰熱腑實、風痰上擾所致。

脈弦滑

脈弦數有力

脈弦滑

面診法

雙眼虹膜可能有較大的紫色斑塊出現。

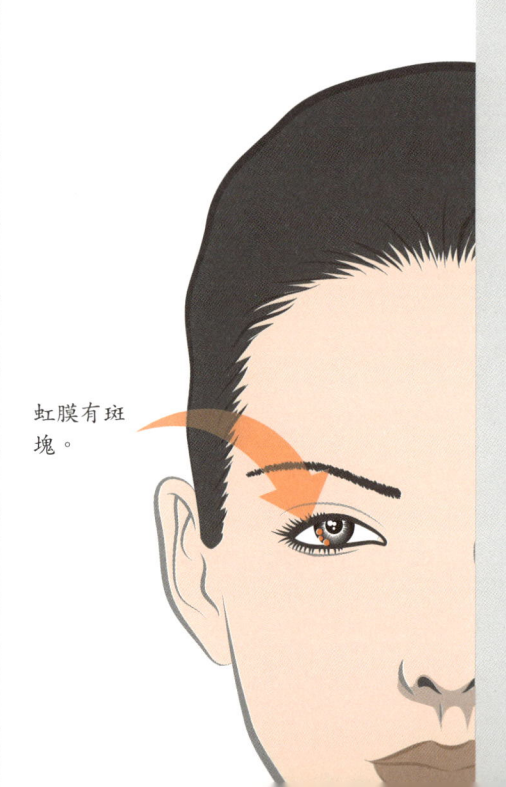

虹膜有斑塊。

腦出血的臨床症狀和病因

腦出血的典型症狀為：說話和理解困難；面部和四肢麻木；視力障礙；行動困難。有的患者會出現劇烈頭痛、出血後血壓明顯升高等症狀。腦出血與高血脂、糖尿病、高血壓、血管老化等密切相關。

腦出血這樣調養

飲食要低脂、少鹽、低糖，少食多餐，食用易消化食物，多吃富含葉酸的食物，如菠菜、蘆筍、豆類等，可降低冠狀動脈心臟病和中風的發病率。老年人要格外留神，避免摔倒；不要做劇烈運動，可以做一些舒緩的活動，如散步、打太極拳等。勞逸結合，避免勞累；保持平和的心態，注意情緒不要過於激動；控制好血壓。

按摩療法

按摩廉泉穴、神門穴等

腦出血容易導致語言和運動功能出現障礙，按摩廉泉穴、神門穴、太溪穴可緩解腦出血導致的語言功能障礙；按摩足三里穴、陽陵泉穴、承山穴、委中穴、湧泉穴可促進腿部功能的恢復。

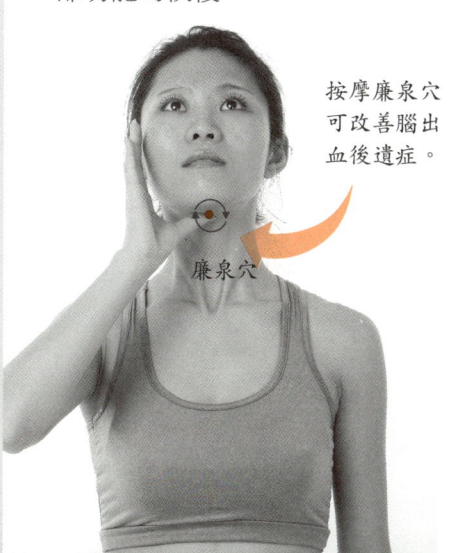

按摩廉泉穴可改善腦出血後遺症。

廉泉穴

藥膳療法

黃芪香菇雞肉煲

黃芪 20 公克，香菇 30 公克，枸杞 15 公克，雞胸肉 150 公克，薑片、鹽各適量。雞胸切塊，香菇切片，加適量水，放入黃芪、枸杞、薑片和鹽煮沸，再小火燉至雞肉熟爛。此湯適用於腎虛型腦出血患者。

黃芪可改善心肌供血，對腦出血引起的相關症狀有一定的緩解作用。

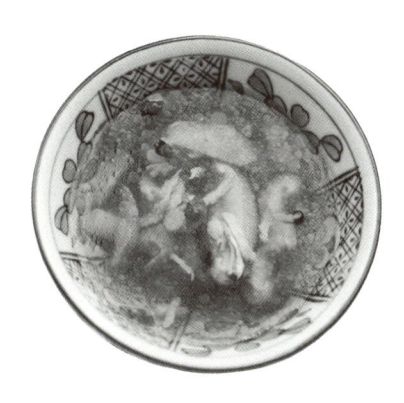

婦科疾病

月經不調

月經不調是婦科常見病,指月經週期和經量、色、質上的病理變化,表現為月經週期或出血量的異常,可伴月經前、經期時腹痛及全身不適症狀。

脈診法

月經不調患者脈象多樣。脈弦數或滑數有力,多為實熱證;脈細數,多為血熱傷津、陰虧血少所致;脈沉澀,多為氣滯血淤、衝任不暢所致。

- 脈弦數或滑數有力
- 脈細數
- 脈沉澀

面診法

月經不調的女性大多面色暗黃。

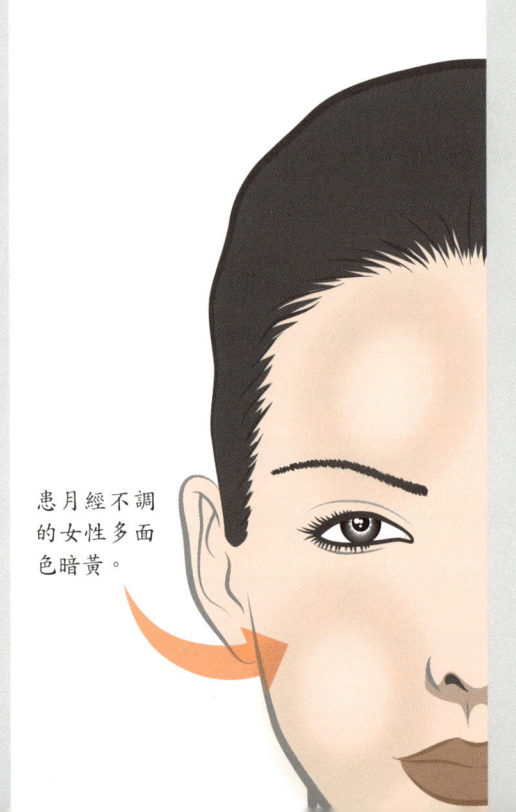

患月經不調的女性多面色暗黃。

月經不調的臨床症狀和病因

　　月經不調臨床表現為月經週期不規律，經血或多或少，來月經時還會伴有腹痛、腰痛，甚至全身痠痛。受寒、飲食不規律、情緒不舒暢等都會導致月經不調；腎氣虛、氣血淤滯、氣血兩虛等也會導致月經不調。

月經不調這樣調養

　　氣血不足者，可吃補血補氣食物；氣滯血淤者，可吃活血化瘀的食物。非經期時，選擇適合的有氧運動，通過運動來增強體質，調節內分泌。日常要放鬆身心，保持愉快，同時注意保暖和經期衛生。

艾灸療法

艾灸中極穴、關元穴等

　　取中極穴，以調經止痛；取關元穴，以補腎生精；取氣海穴，以升陽補氣；取三陰交穴，可促進氣血化生。先後溫和灸這幾個穴位10～15分鐘，可緩解月經不調。

＊本圖僅為示意，實際艾灸時不隔衣。

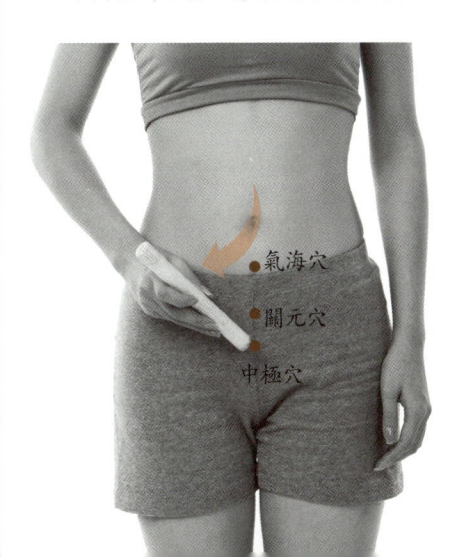

氣海穴
關元穴
中極穴

藥膳療法

黑豆湯

　　取黑豆50公克洗淨。在鍋中加入適量水，放入黑豆，大火燒沸後再小火煮10分鐘左右。加水不宜過多。此湯適用於腎虛引起的月經不調。

黑豆可補血養腎，對腎虛引起的月經不調有一定的改善作用。

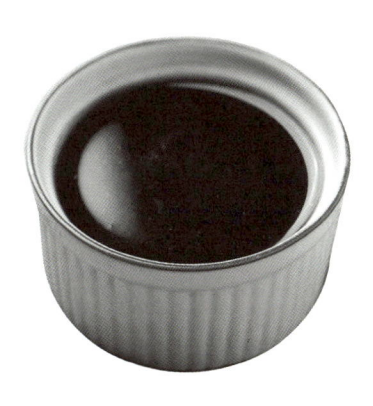

乳腺增生

　　乳腺增生*是指乳腺上皮和纖維組織增生，乳腺組織導管和乳腺小葉在結構上的退化性病變及進行性結締組織的增生。乳腺增生是常見的乳房疾病。

* 很多人認為，乳腺增生是女性的「專屬疾病」，其實不然，男性同樣可能患病，而且男性患者的數量並不少。因為乳腺增生給女性患者帶來的困擾和痛苦較大，所以本書將乳腺增生放在「婦科疾病」中。

脈診法

　　乳腺增生患者多為細脈和弦脈，因病因不同可合併其他脈象。脈細，多為心脾受損所致；脈弦，多為肝鬱不舒所致；脈弦細，多為肝鬱氣滯、氣血虧虛所致；脈濡數，多為濕熱內擾所致；脈細數，多為陰虛火旺所致；脈細澀，多為痰淤凝滯所致。

- 脈細
- 脈弦
- 脈弦細
- 脈濡數
- 脈細數
- 脈細澀

面診法

　　目內眥處生有凸起的肉結，且伴有胸部不適，可能提示患有乳腺增生。

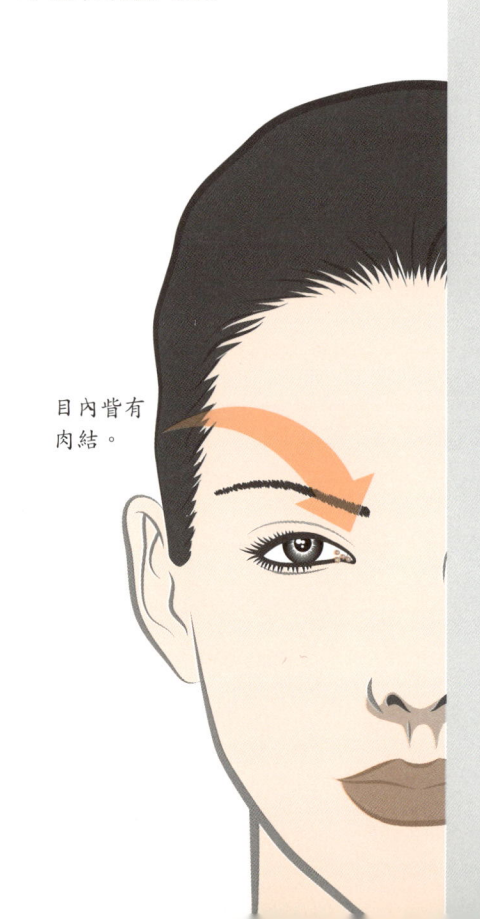

目內眥有肉結。

乳腺增生的臨床症狀和病因

　　乳腺增生表現為乳房週期性疼痛，每月月經前疼痛加劇，經期結束後疼痛緩解或消失。嚴重者經前經後均呈現持續性疼痛。乳腺增生是由內分泌功能紊亂引起，情緒不好、心情煩躁等心理因素也是致病因素。

乳腺增生這樣調養

　　乳腺增生患者除嚴格遵照醫囑服藥進行治療外，還應注意飲食，以低脂肪、富含維生素的食物為主，保證營養均衡，防止肥胖。日常應堅持體能鍛鍊，同時要學會調整心情，及時抒解負面情緒。

艾灸療法

艾灸乳根穴、中府穴等

　　取乳根穴、中府穴、膻中穴以寬胸理氣，緩解乳房疼痛；取足三里穴、豐隆穴、三陰交穴以活血止痛。溫和灸以上穴位，每穴灸15分鐘，每天1次。

＊此圖僅為示意，實際艾灸時不隔衣。

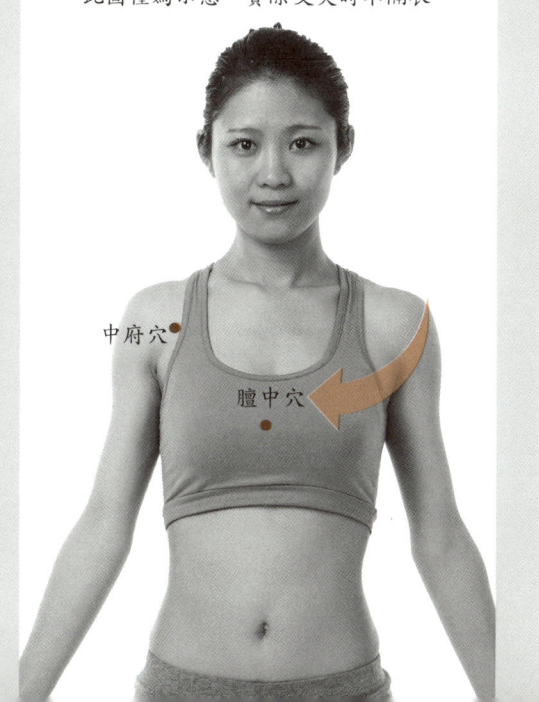

中府穴
膻中穴

藥膳療法

玫瑰花海帶湯

　　玫瑰花15公克，海帶50公克，陳皮5公克。海帶洗淨，切絲；陳皮洗淨，撕條；玫瑰花、海帶和陳皮放入砂鍋中，煲40分鐘即可。此湯適用於肝鬱痰凝引起的乳腺增生。

玫瑰花理氣開鬱、活血化瘀效果較好。

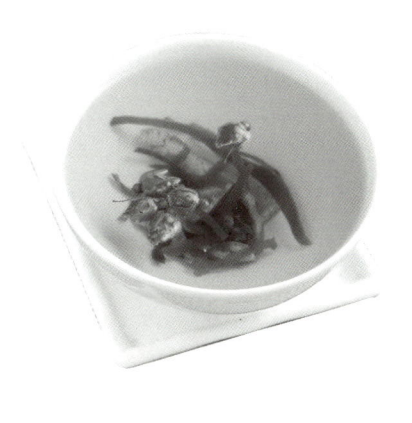

卵巢囊腫

卵巢囊腫患者脈象多弦澀，但病因不同會出現其他的脈象。脈弦澀，多為氣滯血淤所致；脈弦緊，多為寒凝血淤所致；脈沉滑，多為痰濕淤阻所致；脈沉澀，多為腎虛血淤所致；脈弦細澀，多為濕熱瘀阻所致。

脈診法

卵巢囊腫患者脈象多弦澀，但因病因不同會出現其他的脈象。脈弦澀，多為氣滯血淤所致；脈弦緊，多為寒凝血淤所致；脈沉滑，多為痰濕淤阻所致；脈沉澀，多為腎虛血淤所致；脈弦細澀，多為濕熱瘀阻所致。

- 脈弦澀
- 脈弦緊
- 脈沉滑
- 脈沉澀
- 脈弦細澀

舌診法

在舌診中，如果發現卵巢囊腫患者舌頭上有紫色斑點、斑塊，可能提示血淤；舌邊有齒痕或舌體胖大，可能提示痰濕或水濕。

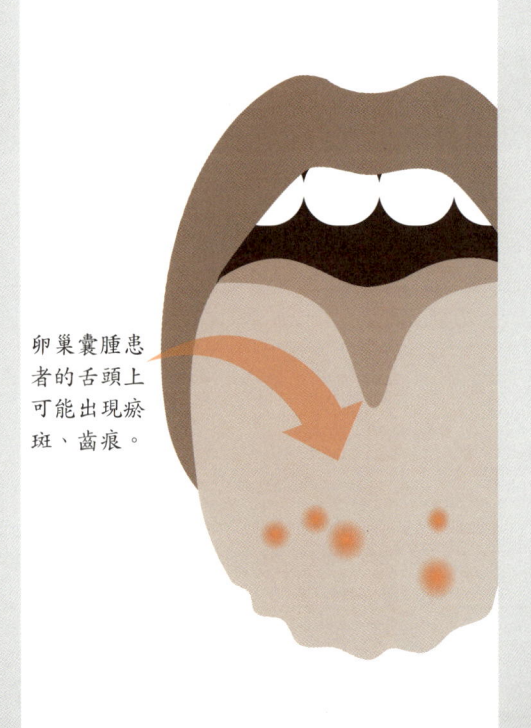

卵巢囊腫患者的舌頭上可能出現瘀斑、齒痕。

卵巢囊腫的臨床症狀和病因

卵巢囊腫臨床表現為中等大小的腹內包塊，一般無觸痛，往往能自盆腔推移至腹腔。卵巢囊腫的致病因素比較複雜，如遺傳、內分泌失調、病毒感染等，其中內分泌失調是主要致病因素。

卵巢囊腫這樣調養

卵巢囊腫患者飲食宜清淡，不吃辛辣刺激性或含有雌激素的食物或保健品，多補充維生素和鈣質。注意鍛鍊身體，增強體質。日常放鬆身心，保持樂觀開朗的心態。

艾灸療法

艾灸中極穴等

中極穴可補中益氣；關元穴可調經、通下焦；歸來穴可溫經散寒、活血化瘀。艾灸這些穴位可有效緩解卵巢囊腫。

*此圖僅為示意，實際艾灸時不隔衣。

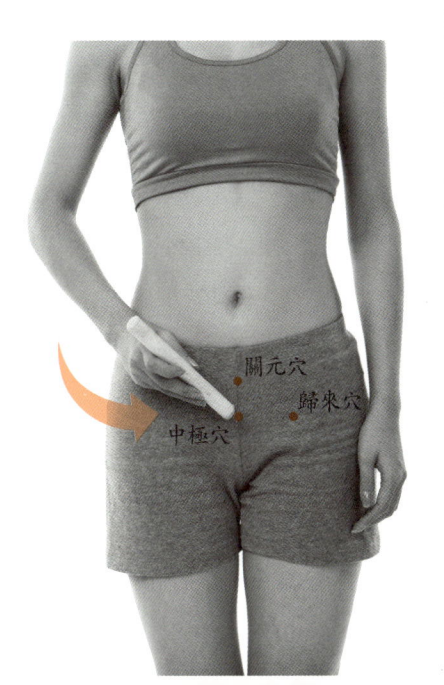

關元穴
歸來穴
中極穴

藥膳療法

山楂木耳紅糖湯

山楂50公克，泡發木耳30公克，紅糖適量。將山楂水煎約500毫升，去渣，加入泡發的木耳，小火煨爛，加入紅糖拌勻即可。此湯可以活血化瘀，緩解卵巢囊腫引起的月經不調。

山楂可活血化瘀，緩解囊腫引起的不適。

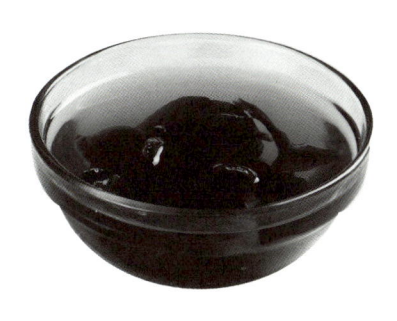

子宮肌瘤

子宮肌瘤以子宮增大、月經異常為主要症狀，為女性生殖器較常見的良性腫瘤，是由於子宮平滑肌及結締組織病變引起。多見於中年婦女。

脈診法

脈沉弦，多為氣滯所致；脈沉澀，多為血淤所致；脈弦滑數，多為濕熱所致。

- 脈沉弦
- 脈沉澀
- 脈弦滑數

面診法

女性眼外眥三角區有深色的鉤狀或螺旋狀血管者，可能提示患子宮肌瘤；女性眼外眥角下方有一條或多條深紅色血管，可能提示患子宮肌瘤。

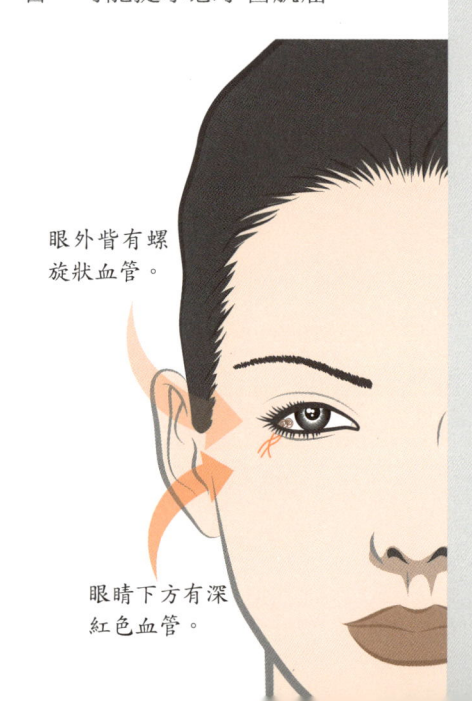

眼外眥有螺旋狀血管。

眼睛下方有深紅色血管。

子宮肌瘤的臨床症狀和病因

子宮肌瘤臨床上以下腹部出現包塊為主要症狀，可出現子宮出血、腹部脹滿或疼痛、白帶異常、貧血、不孕及流產等。西醫認為，子宮肌瘤可能與體內雌激素長期過高有關。中醫認為，子宮肌瘤與寒凝胞宮（子宮）、氣滯血淤、脾運不健有關。

子宮肌瘤這樣調養

因為子宮肌瘤不易察覺，所以中年女性平常更要勤於觀察，若發現異常應及時檢查。日常生活中做好預防保健，飲食宜清淡，不宜食含有雌激素的食物或保健品。同時應放鬆心情，保持積極樂觀的心態。

艾灸療法

艾灸曲骨穴、關元穴等

取曲骨穴、關元穴、子宮穴以行氣活血、化痰逐瘀。溫和灸這些穴位，每穴每次15分鐘左右，以皮膚感到溫熱、舒適為宜。

＊此圖僅為示意，實際艾灸時不隔衣。

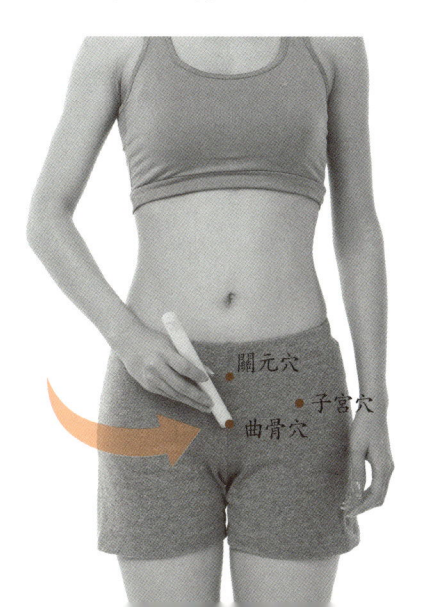

關元穴
子宮穴
曲骨穴

藥膳療法

王不留行牡蠣湯

王不留行20公克，夏枯草、生牡蠣各30公克，紫蘇子25公克。將所有材料洗淨，一同放入砂鍋中煲30分鐘。王不留行可活血通經、消腫止痛。

此湯適合氣滯血淤型患者食用。

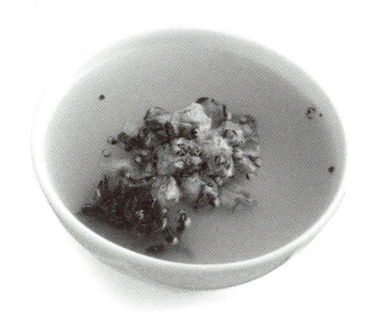

痛經

痛經指行經前後或經期出現下腹部疼痛、墜脹，並伴有腰痠或其他全身不適。痛經可分為原發性痛經和繼發性痛經。原發性痛經不是器質性疾病，是月經期間出現的週期性疼痛；繼發性痛經是盆腔器質性疾病導致，如子宮內膜異位症等。

脈診法

痛經患者脈象多樣。脈弦緊，多為氣滯血瘀所致；脈沉緊或細遲，多為寒邪凝滯所致；脈濡滑數，多為濕熱蘊阻所致；脈濡細，多為氣血虛寒所致。

- 脈弦緊
- 脈沉緊或細遲
- 脈濡滑數
- 脈濡細

面診法

患有痛經的女性多面色蒼白或暗黃。

患有痛經的女性多面色蒼白或暗黃。

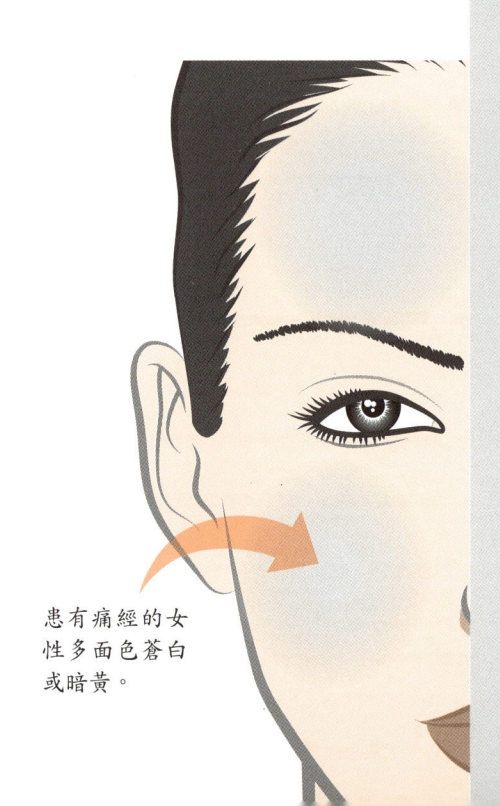

痛經的臨床症狀和病因

痛經主要表現為伴隨月經週期規律性小腹痙攣痛或脹痛，有時還會出現乳房脹痛、噁心、四肢冰涼等症狀。原發性痛經是由於子宮血流受阻，子宮缺血、缺氧引起；繼發性痛經是由婦科病、腫瘤、反覆人工流產等導致。

痛經這樣調養

經期忌吃生冷寒涼、辛辣刺激性、肥甘厚膩的食物，忌飲濃茶、咖啡、烈酒等飲品。經期前一週，應飲食清淡，且富有營養。經期注意保暖，避免強烈的精神刺激；不要劇烈運動；避免過度操勞。

艾灸療法

艾灸關元穴、合谷穴等

精血不足者可取關元穴補益精血；取合谷穴、三陰交穴暢達氣血、活血止痛；取十七椎穴舒筋活絡、通經止痛。溫和灸以上穴位，每穴灸 15 分鐘左右。

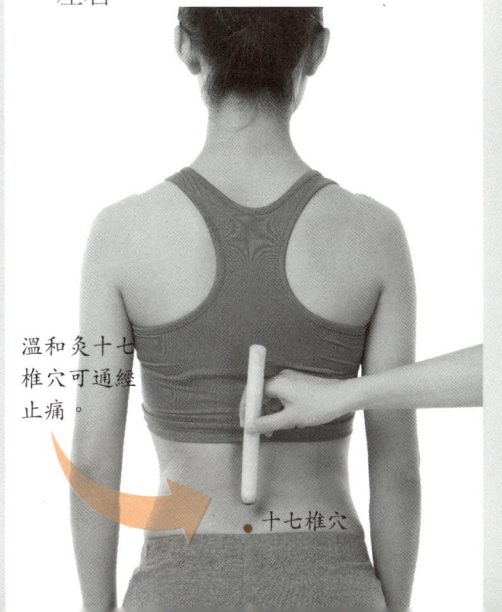

溫和灸十七椎穴可通經止痛。

十七椎穴

藥膳療法

陳皮紅棗茶

陳皮 5 公克，紅棗 2 顆。將陳皮、紅棗洗淨，一同放入砂鍋，加適量水，大火煮沸，再小火煮 20 分鐘，溫熱飲用。此茶益氣健脾、補氣養血，適合痛經患者。

陳皮益氣，紅棗補血，適合痛經患者飲用。

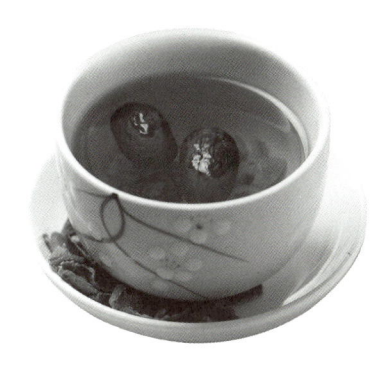

男科疾病

陽痿

陽痿是指男子未到性功能衰退時期，雖有性欲，但陰莖不能勃起，或雖勃起而不堅實，或不能持續一定的時間。

脈診法

陽痿患者脈象多弦或細。脈細，多為心脾受損所致；脈弦，多為肝鬱不舒所致；脈沉弦細，多為肝腎虧虛所致；脈濡數，多為濕熱下注所致。

脈細

脈弦

脈沉弦細

脈濡數

面診法

陽痿患者多面色萎黃，舌淡苔薄白，精神萎靡。

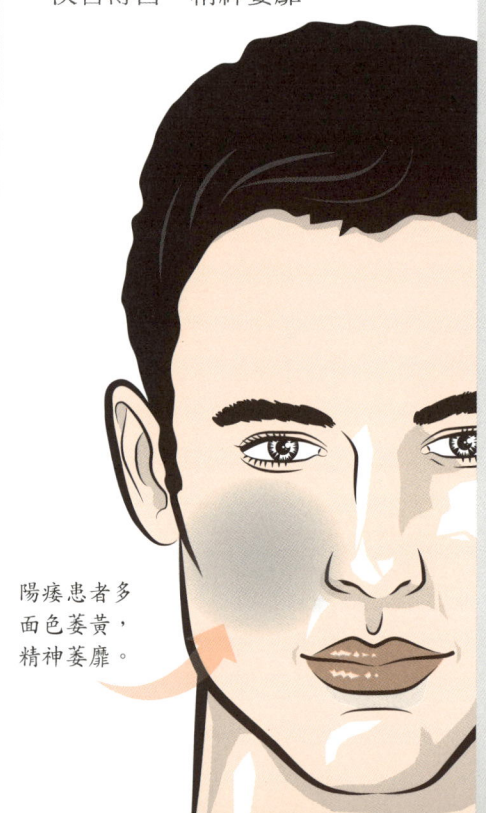

陽痿患者多面色萎黃，精神萎靡。

陽痿的臨床症狀和病因

多伴有焦慮、驚恐、神疲乏力、腰膝痠軟、畏寒肢冷、小便不暢、淋漓不盡等症狀。陽痿的發病原因主要為房事過度、恐嚇大驚、思慮心煩、泌尿系統感染、肝氣鬱結等。

陽痿這樣調養

陽痿是男性的生殖系統疾病，可從幾方面進行預防和調理：一要注意飲食。本病偏虛者較多，應適當補充營養。可適當進食溫補食物，如羊肉、牛肉、紅棗、核桃等，忌生冷、寒涼食物。二要多進行體能鍛鍊。運動能暢通氣血，可根據自身情況選擇適合的運動，如長跑、游泳、打球等。三要心態樂觀。同時注意勞逸結合，多參加文藝或體育活動，培養健康高尚的業餘愛好，保持精神愉快。

按摩療法

按摩腰陽關穴

腰陽關穴是人體元陰、元陽交匯之所，可以補腎氣、益精血，起到陰陽雙補的功效。對腰陽關穴進行適當的按摩，對陽痿等男性生殖系統疾病有緩解和預防作用。

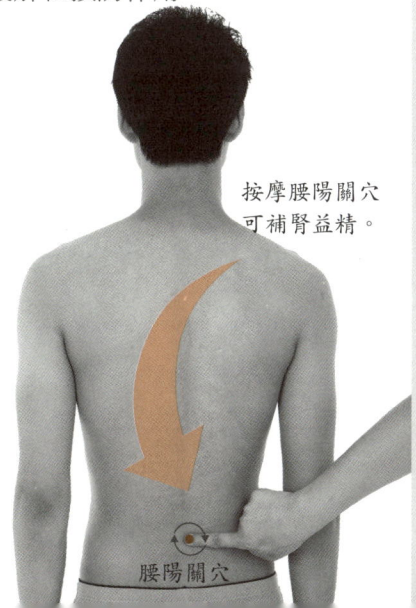

按摩腰陽關穴可補腎益精。

腰陽關穴

藥膳療法

枸杞山藥羊肉湯

羊肉 250 公克，山藥 50 公克，枸杞、鹽、薑片各適量。羊肉洗淨切片，汆去血水；山藥去皮洗淨，切塊，切花刀。將所有材料一同放入鍋中燉至熟爛，加鹽調味即可。此湯可補虛祛寒、溫腎壯陽。

此湯適合腎虛型陽痿患者食用。

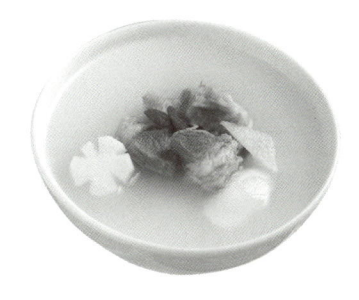

遺精

遺精是指不因性生活而精液頻繁遺泄的一種病症，多由脾腎虧虛、精關不固，或火旺濕熱擾動精室所致。

脈診法

遺精患者脈象多細數。脈細數，多為陰虛有熱、相火妄動所致；脈濡數，多為濕熱下注所致；脈沉細無力，多為腎氣不固所致。

- 脈細數
- 脈濡數
- 脈沉細無力

面診法

頻繁遺精者多面色無華，且伴有頭昏耳鳴。

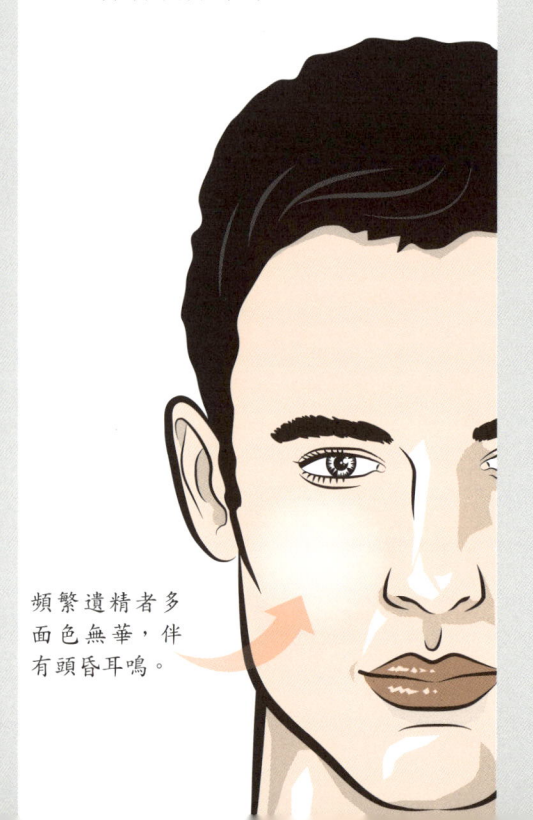

頻繁遺精者多面色無華，伴有頭昏耳鳴。

遺精的臨床症狀和病因

表現為每週2次以上遺精，並見頭暈、耳鳴、健忘、心悸不安、失眠多夢等症狀。部分患者可見尿頻、尿急、尿痛等症狀。本病主要由房事不節、先天不足、用腦過度、思欲不遂、飲食不節、濕熱侵襲等引起。

遺精這樣調養

本病以虛證為多，在膳食上宜偏於補益，忌生冷寒涼之物。陰虛火旺者，忌溫燥之品；腎氣不固者，可吃一些核桃、黑豆等。日常應堅持參加適度的體能活動，如散步、慢跑等，但以不感到勞累為度；同時應注重精神調養，平時應清心寡欲，培養高尚的興趣愛好。

按摩療法

按摩神門穴

神門穴具有安神、寧心、通絡的作用。每次按摩此穴3～5分鐘，對遺精導致的心悸、失眠等有一定的緩解作用。

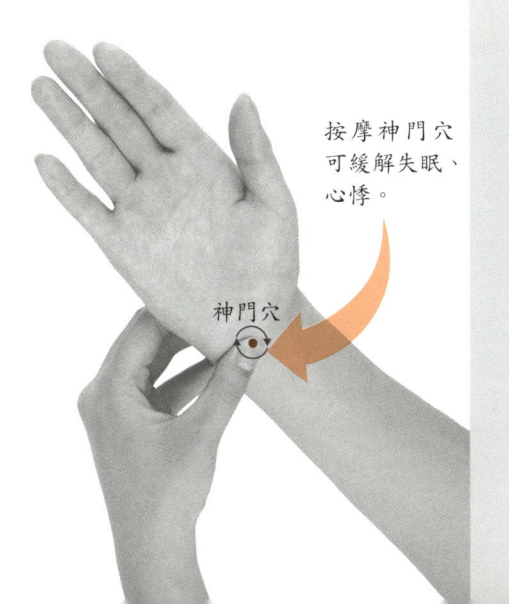

按摩神門穴可緩解失眠、心悸。

神門穴

藥膳療法

枸杞山藥燉母雞

山藥200公克，母雞1隻，枸杞、鹽各適量。母雞洗淨切塊，加適量水，大火煮至五分熟。山藥洗淨，去皮切塊，放入鍋中，再放入枸杞和鹽，同煮至熟爛即可。經常飲用此藥膳可補腎氣。

適合腎氣不固引起的遺精患者食用。

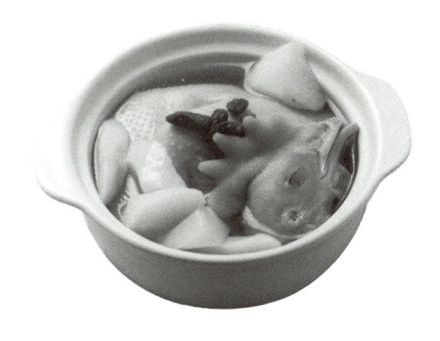

慢性前列腺炎

慢性前列腺炎指各種病因引起的前列腺組織慢性炎症，是男性泌尿外科較常見的疾病，包括慢性細菌性前列腺炎和非細菌性前列腺炎兩種。

脈診法

慢性前列腺炎患者脈象多樣，以滑數為多。脈滑數，多為膀胱濕熱所致；脈弦，多為肝鬱所致；脈細澀，多為淤滯所致；脈沉細無力，多為脾氣下陷所致。

- 脈滑數
- 脈弦
- 脈細澀
- 脈沉細無力

面診法

男性眼外眥三角區有較深的彎曲狀血管，可能提示患有慢性前列腺炎。

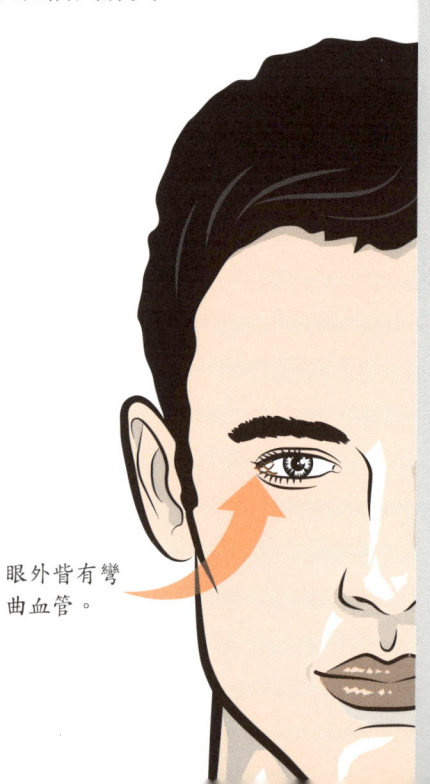

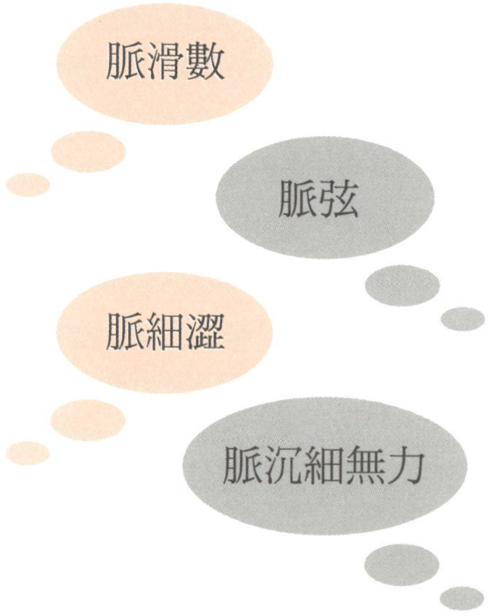

眼外眥有彎曲血管。

慢性前列腺炎的臨床症狀和病因

慢性前列腺炎的臨床症狀有前列腺疼痛、尿頻、尿急、尿痛、尿道灼熱、尿液渾濁，並伴有頭暈耳鳴、失眠多夢，甚至出現陽痿、早洩等。發病原因有前列腺充血、尿液刺激、病原微生物感染、焦慮及憂鬱等。

慢性前列腺炎這樣調養

輕度的慢性前列腺炎患者可以通過日常調理緩解症狀。飲食以清淡為主，少吃辛辣刺激性和酸性較強的食物，不飲烈酒；多吃水果、蔬菜及種子類食物。日常多做提肛運動，可促進前列腺的氣血循環，從而緩解炎症。患者要重視心理調節，正確認識慢性前列腺炎，避免過度憂慮，保持心情愉快，增強治療信心，並積極前往正規醫療機構進行治療。

按摩療法

按壓會陽穴

會陽穴具有散發水濕、補陽益氣的作用。經常按壓此處，對泄瀉、便血、痔瘡、陽痿、前列腺炎等引起的不適具有一定的緩解作用。

按壓會陽穴可緩解前列腺炎引起的不適。

會陽穴

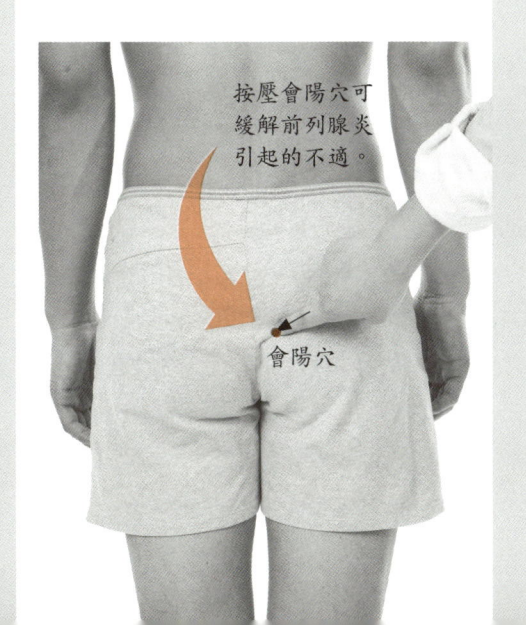

藥膳療法

滑石甘草豆漿湯

滑石粉3公克，甘草粉0.5公克，豆漿200毫升。將滑石粉和甘草粉倒入碗中，用煮沸的豆漿沖泡，拌勻即可。此湯清利濕熱、活血化瘀，可改善前列腺局部血液迴圈。

此湯應在醫生指導下服用。

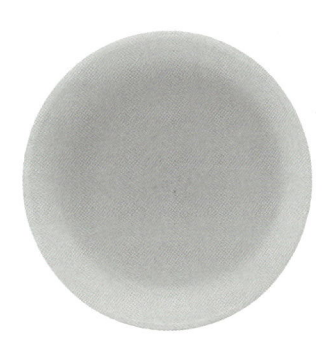

附錄 1
面診快速入門

面診屬於中醫望診，是通過面部反射區觀察臟腑疾病與健康狀況的診斷方法。面診包含的內容很多，這裡主要介紹望神、望色、望形體、望頭面以及望五官的相關技巧。

望神

所謂望神，即通過觀察患者的神志狀況、面目表情、語言氣息和精神狀態，判斷機體氣血陰陽的盛衰乃至疾病的輕重。在診療實踐中，患者一般會呈現以下幾種狀態。

得神

得神即有神，是精氣充足、神旺的表現。正氣未傷，臟腑功能未衰，疾病輕淺，預後良好，多屬實證、熱證、陽證。

得神的表現： 神志清楚，表情自然，眼睛明亮有神，言語清晰，聲音洪亮，反應靈敏，動作靈活，體態自如，呼吸平穩。

失神

失神即無神，是精損、氣虧、神衰的表現。多因正氣大傷，病情較為嚴重，預後不良，多屬虛證、寒證、陰證，常見於重病及慢性病。

失神的表現： 精神萎靡不振，目光無神，聲音微弱無力，呼吸異常，反應遲緩，動作失靈。

少神

少神即神氣不足，介於得神與失神之間。多因精氣不足、身體氣血虧虛、心脾兩虛、肺腎不足所致，多見於虛證或病後恢復期。

少神的表現： 目光晦暗，精神不振，面色黯淡少華，反應不靈敏，肢體倦怠，思維遲鈍，聲低少語。

假神

假神是指垂危患者出現精神暫時「好轉」的假像，俗稱「迴光返照」。

假神的表現： 久病、重病之人突然精神煥發，想見親人；或病至語聲低微斷續，忽而清亮起來；或面色由晦暗轉為泛紅；或原本毫無食欲，突然食欲大增。

神亂

神亂即精神錯亂。

神亂的表現： 癲，表情淡漠，沉默寡言，喃喃自語，哭笑無常；狂，狂躁不安，呼號怒罵，打人毀物，登高而歌，棄衣而走；癇，突然昏倒，口吐涎沫，牙關緊閉，四肢抽搐，醒後如常。

望色

望色即觀察面色。

面色青，主寒證、痛證和肝病。氣血不通、脈絡阻滯是導致面色發青的主要原因。

面色赤，主熱證。血液充盈於皮膚，脈絡則顯現為紅色。血得熱則行，脈絡充盈，所以熱證多見赤色。

面色黃，主虛證和濕證。黃色是脾虛濕蘊的表現。脾主運化，若脾失健運，水濕不化，或脾虛失運，水穀精微不得化生氣血，致使肌膚失於充養，則見黃色。

面色白，主虛證。血脈空虛的患者面色顯現蒼白。

面色黑，主腎虛、寒證、痛證和瘀血。多為久病不癒、重病、陽氣虛、寒凝血瘀的表現。

望形體

望形體主要包括看形體的強弱、胖瘦、畸形、體型四部分。

強弱

強指身體強壯，如骨骼粗大，胸廓寬厚，皮膚潤澤等。形體強壯者，內臟堅實，氣血旺盛，預後良好。

弱是身體虛弱，如骨骼細小，胸廓狹窄，肌肉瘦削，皮膚枯燥等。形體虛弱者，內臟也虛弱，氣血多不足，體弱多病，預後較差。

胖瘦

胖而能食，為形盛有餘；肥而食少，是形盛氣虛，多為脾虛有痰。胖人大腹便便，多聚濕生痰，易患中風暴厥之症。

形瘦食多，為中焦有火；形瘦食少，是中氣虛弱的表現。瘦人陰虛，血液衰少，相火易亢，故易患勞嗽。

畸形

胸廓扁平，屬肺腎陰虛或者是氣陰兩虛。

腹腫大，四肢反瘦，為鼓脹，多屬肝鬱或脾虛。腹部腫脹者，病氣有餘；腹部消減者，形氣不足；腹皮甲錯，著於背而成深凹者，多屬精氣衰敗之惡候。

脊骨突出如鋸齒稱「脊疳」，亦屬臟腑精氣虧損已極，多見於慢性重病患者。

體型

中醫將人的體型分為陽臟、陰臟和陰陽和平三大類。

陽臟之人多偏熱，體型偏於瘦長，瘦人多火，身體姿勢多前屈；陰臟之人多偏寒，體型偏於矮胖，胖人多疾，身體姿勢多後仰；陰陽和平之人則無偏盛偏衰，氣血調勻，得其中正，故體型特點也得其中。

望頭面

頭為諸陽之會，督脈及三陽經經脈皆上於頭面，所以望頭面也可以判斷人的健康狀況。

望頭部

小兒頭形過大或過小，皆為畸形，多由先天稟賦不足所致，或為腎精不足，或為先天大腦積水，多伴有智能不全。

小兒囟門下陷，稱為「囟陷」，多屬虛證。囟門高突，稱為「囟填」，多屬實熱證，可能由顱內感染引起。囟門遲閉，骨縫不合，稱為「解顱」，屬腎氣不足，或缺乏維生素 D 或鈣所致。

頭搖不能自主，無論成人或兒童，多為風病或氣血虛衰。老年人則懷疑患有帕金森氏症。

望頭髮

髮黑且濃密潤澤，是腎氣盛而精血充足的表現。髮黃且稀疏乾枯，甚至頭髮脫光，為精血不足。突然大片脫髮，多屬血虛受風，又稱「斑禿」。

青壯年頭髮稀疏易落，多屬腎虛或血熱。青少年髮白，或老年發黑，是因稟賦不同，不作疾病論。青少年髮白而伴有腎虛症狀者，屬腎精不足；若伴有心虛症狀者，是勞神傷血。

小兒髮結如穗，多見於疳積，多由於先天不足或後天失養，以致脾胃虛損。

望面部

面腫：面腫有陰水腫與陽水腫之分。陽水腫先腫眼瞼、頭面；陰水腫從下肢起，最後波及頭面。

頭面皮膚焮紅腫脹，壓之褪色，伴有疼痛，多是「抱頭火丹」。頭腫大，目不能開，多是「大頭瘟」，由毒火上攻所致，且具有傳染性。無論何種面腫，都應及時就醫。

腮腫：腮部突然腫起，面赤咽痛，或喉不腫痛，但外腫而兼耳聾。此為「痄腮」，是溫毒證，即西醫的流行性腮腺炎。

若顴骨之下，腮頜之上，耳前一寸三分處發疽腫起，名為「發頤」，屬少陽、陽明經熱毒上攻所致，相當於西醫的化膿性腮腺炎。

口眼歪斜：口眼歪斜，肌膚不仁，面部肌肉患側偏緩、健側緊急，患側目不能合、口不能閉，不能皺眉鼓腮，飲食、言語皆不利。此為風邪中絡，或絡脈空虛、風痰痹阻，多病在陽明之經。

望五官

中醫學的五官（目、耳、口、鼻、舌）色澤形態異常與五臟氣血虛衰有一定的關聯，觀察五官色澤形態的變化，可以察知內部臟腑的病變。

望目

目眥赤為心火；淡白者是血虧。白睛赤為肺火；黃為濕熱內盛。眼胞皮紅且濕爛是脾火。全目赤腫，多屬肝經風熱。目胞上下鮮明者，多屬痰飲病；目胞色暗晦，多屬腎虛。

望耳

正常人的耳肉厚而潤澤，是先天腎陰充足的表現；反之，耳薄乾枯，是先天腎陰不足的緣故。

耳薄而白，為腎衰，多見於垂危之人。

耳輪乾枯焦黑，多為腎水虧極的徵象，多見於溫病後期腎陰久耗以及消渴病。

耳輪紅腫，則屬少陽相火上攻，或為肝膽濕熱火毒上蒸；若耳背見有紅絡，伴耳根發涼，多為麻疹先兆。

耳輪甲錯，即耳廓上出現瘀斑、瘀點，為久病血淤。

耳腫起者是邪氣實，多屬少陽相火上攻；耳瘦削者是正氣虛，多屬腎精虧虛或腎陰不足；耳輪萎縮，是腎氣竭絕，多屬危重之證。

耳內長出小肉，多因肝經鬱火、腎經相火、胃經積火鬱結而成。

望鼻

鼻色明潤，是無病或病將癒之徵。

鼻孔乾燥，屬陽明熱證。乾燥而色黑，如煙煤狀，是陽毒熱深；冷滑而色黑，是陰毒冷極。

鼻頭色青，提示腹中痛；色黃是裡有濕熱；色白是亡血；色赤是脾、肺二經有熱；色微黑是有水氣；鼻頭黃黑枯槁，為脾火津涸，亦屬惡候。

鼻頭紅腫生瘡，此為血熱。

鼻頭色紅生粉刺者，俗稱「酒糟鼻」，多因血熱入肺、氣血淤滯、毒邪內蘊所致。

鼻翼翕動，初病多是熱邪風火壅塞肺臟，可見於熱性疾病所致的呼吸困難。

鼻流清涕，屬外感風寒。

鼻流濁涕或黃涕，屬外感風熱或肺胃有熱。

鼻久流腥臭膿涕，多屬外感風熱，或脾胃濕熱，膽經蘊熱，上攻於鼻。

鼻衄即鼻腔出血，多由肺胃蘊熱或外傷所致。

望口唇

唇色淡白為血虧，多見於大失血的患者。

唇色淡紅，多屬血虛或氣血兩虛。

唇色深紅，為實為熱；深紅而乾，是熱盛傷津；赤腫而乾者，為熱極；如櫻桃紅色者，則見於煤氣中毒。

唇色青黑，唇淡紅而黑的是寒甚；口唇青黑則是冷極。

口唇乾裂，多為津液損傷。

口唇發癢，色紅且腫，多由陽明胃火上攻或脾虛生燥所致。

口角流涎，多屬脾虛濕盛，或胃中有熱；或因中風口歪，不能收攝。

唇上初結似豆，漸大如蠶繭，多由胃中積熱、痰隨火行所致。

口內糜腐，色白形如苔蘚，多由陽旺陰虛或脾經濕熱內鬱所致。

嬰兒滿口白斑如雪片，稱「鵝口瘡」，為口腔念珠菌感染所致。

望齒齦

牙齦淡白者，多是血虛；齦肉萎縮而色淡者，多屬胃陰不足，或腎氣虛衰；齒齦紅腫者，多是胃火上炎。

齒齦之際有藍跡一線，多為沾染鉛毒之徵；若服水銀、輕粉等藥，亦可致牙床臃腫而有此徵。

齒縫出血，痛而紅腫，多為胃熱傷絡；若不痛不紅微腫者，多為氣虛，或腎火傷絡。

牙齒黃而乾燥者，多為熱盛傷津；若光燥如石，是陽明熱盛；若燥如枯骨，是腎陰枯涸。

牙齒鬆動稀疏、齒根外露者，多屬腎虛，或虛火上炎；小兒齒落久不生者，是腎氣虧；病重而齒黃枯落者，是骨絕；牙床腐爛，牙齒脫落者，是「牙疳」之凶候。

外傷齒折或動搖者，曰「鬥齒」；齲齒腐洞，乃飲食餘滓積齒縫間，腐蝕醃漬所致。

望咽喉

咽紅腫脹而痛，甚則潰爛或有黃白色膿點，多屬實熱證；若紅色嬌嫩，腫痛不甚，多屬虛熱證；若咽喉漫腫，色淡紅者，多為痰濕凝聚；若色淡紅不腫，多屬氣陰兩虛。

咽喉潰爛，且潰爛處上覆白腐，形如白膜，稱「偽膜」。若偽膜鬆厚，容易拭去，去後不復生，此屬肺胃熱邪，證較輕。若偽膜堅韌，不易剝離，重剝則出血，或剝去隨即復生，多是「白喉」，又稱「疫喉」，由肺胃熱毒傷陰而成，是白喉桿菌引起的急性呼吸道傳染病。

咽喉潰爛流膿，膿液稠黃者，多屬實證；清稀或污穢者，多為正虛不能勝邪；膿液易排出，創面癒合快，屬體壯正氣足；若膿液難消除，潰處癒合慢，屬體弱正虛。

附錄 2
舌診快速入門

　　望舌，又稱「舌診」，是通過觀察舌象，瞭解機體生理功能和病理變化的診察方法，是中醫望診的重要組成部分，亦是辨證論治的重要依據。在診療實踐中，舌診主要包括觀察舌色、舌形、舌態以及舌苔幾部分。

舌色： 正常人的舌頭顏色一般是淡紅色。如果舌頭發紅，說明體內有熱；舌頭發白，說明身體偏寒、偏虛；舌頭發青、發紫，說明體內有瘀。

舌形、舌態： 舌形是指舌體的形態變化，正常舌形適中而扁平。舌形能夠反映人體營衛氣血、表裡陰陽、寒熱虛實的病情變化。因此，觀察舌形變化可測知正氣盛衰和病邪性質。

　　舌態是指舌體的動態。正常時，舌體伸縮自如，活動靈活，提示臟腑機能旺盛，氣血充足，經脈調勻。發生病理變化後，舌體可出現軟、硬、顫、縱、歪、縮、吐弄等狀態。

舌苔： 由胃氣所生，而五臟六腑皆稟氣於胃。因此，舌苔的變化可反映臟腑的寒熱虛實，以及病邪的性質和病位的深淺。正常人的舌苔一般是薄而均勻地平鋪在舌面，在、根部稍厚。舌苔的望診包括望苔色、望苔質兩部分。

- 苔色：主病的苔色主要有白苔、黃苔、灰苔、黑苔四種。由於苔色與病邪性質有關，所以觀察苔色可以瞭解疾病的性質。
- 苔質：苔質即舌苔的形質，有厚薄、潤燥、腐膩、剝落、消長以及真假等。苔質主要反映胃氣、胃陰、舌面中部津液的存亡，以及病邪的性質、病位深淺等。

　　在一般情況下，舌質和舌苔的變化是統一的，它們在主病方面保持一致。但在某些情況下，舌質和舌苔的變化並不統一，它們在主病方面出現矛盾。比如舌質紅絳，舌苔卻見白色，在主病上紅絳舌主裡熱盛，白苔卻是主表證、寒證、濕證，兩者主病沒有一致之處。此時，就必須四診合參，再做出判斷。根據臨床經驗，當舌質和舌苔出現主病矛盾時，舌質往往在一定程度上反映疾病的本質，如紅絳舌反映的裡熱實盛是疾病的本質；白苔是因為病情變化快，化熱入裡迅速而未及轉黃之故。所以，臨床診察時一定要注意舌質、舌苔的綜合診察判斷。

附錄 3
體狀詩與主病詩講解

P30

　　浮脈體狀詩講解：浮脈在肌肉的淺層就可以摸到，輕按可取，很像輕輕地撫摸著柔軟的榆錢和舒緩的毛羽一般；這種脈在秋天見到，是身體健康的表現；如果久病見此，就要警惕，是否陽氣虛浮不能內守所致？

　　浮脈主病詩講解：浮脈為陽脈，表證多見，是外感病的常見脈。浮遲見於外感風寒中風表虛證；浮數多為風熱外襲；浮緊多為風寒外束；外感風熱的脈象多浮而有力；如果浮而無力，可能是血虛。

P32

　　洪脈體狀詩講解：洪脈的搏動，來勢極其充盛，去勢漸次減弱。指下觸到的時候，總有一種極其盛大的感覺，這見於夏令是合乎時令的；若在春、秋、冬季裡出現洪脈，當用「升陽散火」的方法進行治療，這是陽熱亢盛的病變，由於寒邪遏抑陽氣，火熱內鬱所致。

　　洪脈主病詩講解：脈來洪大，總屬於陽熱亢盛、陰血虛少的病變，尤其是在相火旺盛、心火上炎的時候，脈多見洪；如果胃熱鬱盛，脹滿翻胃（即反胃、嘔吐）而見脈洪的，多屬實證，當及時清瀉胃熱。如果泄瀉或下痢，反見脈洪，這是陰津大傷、陽熱猶亢的虛證，急宜養陰以清熱，不能當做實證治。虛實之間，最要慎重考慮。

P34

　　濡脈體狀詩講解：大病之後或是婦人生產之後見濡脈，是氣血損傷，還沒有復原的症候，比較容易治療。如果濡脈出現在平常人身上，儘管沒有什麼大病，也應該注意到這是「無根之脈」，是脾腎兩虛的徵象，必須及時防治，才無後患。

　　濡脈主病詩講解：濡脈主要見於營血虧損、陰精虛極的病症。例如：髓海空虛、丹田不足、陰虛盜汗（汗雨夜來）、骨蒸煩熱、婦女血崩、脾濕濡瀉等，都往往可以見到濡脈。

P36

　　散脈體狀詩講解：散脈有兩大特點：一是像楊花散漫飛舞，輕飄無根；二是來去搏動，至數不齊，毫無規則。孕婦而見散脈，出現在臨產時，這是快要分娩的徵象；如果還不到產期，便有墮胎的可能。久病而見散脈，說明脾腎陽氣損傷嚴重，必須急

予救治。

　　散脈主病詩講解：散脈見於左寸部多出現怔忡，見於右寸多自汗。左關出現散脈說明脾虛導致溢飲病，右關可見散脈多見下肢浮腫。如久病而兩尺脈均見散，這是腎精虧虛、命門火衰的徵候，應該予以特別注意。

P38

　　芤脈體狀詩講解：芤脈多在浮部出現，它的形狀豁大而虛軟，好像蔥管似的。所以手指接觸到脈管的外邊雖有實在的感覺，但脈管裡面卻是比較空虛的。芤脈一般都因出血過多而引起。例如火邪侵犯陽經（三陽經絡）的經脈，而引起大量的吐血、嘔血、鼻血之後；或者火熱邪氣侵犯了陰經（三陰經絡）的絡脈，而引起便血、血崩之後，便往往都會出現這樣的芤脈。

　　芤脈主病詩講解：寸脈出現芤脈提示胸中有積血；關脈見芤脈多是腸癰下血、胃癰嘔吐膿血所致；尺部出現芤脈，往往是由於血淋、紅痢、便血、血崩、漏經等大量出血的結果。

P40

　　革脈主病詩講解：革脈的形態就像按著鼓皮似的，輕取即得，且有弦大的搏指感覺，重按則覺得脈很空虛。因而也可以說，革脈實際就是芤脈和弦脈的複合出現，是虛寒的脈象；大凡婦女小產、血崩、漏經，男子營氣虛損、遺精等病，多半都可以見到革脈。

P42

　　沉脈體狀詩講解：水的本性總是濕潤下行的，沉脈也如水性下走，總是出現於肌肉的深部——筋骨之間。沉脈的搏動，以軟滑均勻為正常。女子的寸脈和男子的尺脈多見沉脈，只要四季的搏動都是這樣，便算是平和的正常脈象。

　　沉脈主病詩講解：沉脈主裡，水飲瀦留和陰經的病變多見沉的脈象。假使脈沉而數，為內有熱邪；脈沉而遲，為內有寒邪；脈沉而滑，為內有痰飲；脈沉而無力，為腎虛、氣虛及氣血虛；脈沉而有力，為積滯、寒凝內聚。

P44

　　伏脈體狀詩講解：伏脈比沉脈還深，因此診察伏脈，必須指頭用力直按到最深部的骨骼上，然後推動筋肉，才能感覺到脈搏在深處隱隱約約地跳動。傷寒表症出現伏脈可能是待陽氣回甦，是將欲作汗而解的現象。至於臍腹冷痛，四肢厥逆而見脈伏，就屬於陰寒內鬱了。

　　伏脈主病詩講解：霍亂而見頻頻嘔吐，因宿食而陣陣腹痛，以及水飲停蓄，頑痰

積聚等症，都會出現伏脈。這時只宜用溫裡散寒的方法以暢通血氣，解鬱破積，化痰逐飲。

P46

　　牢脈體狀詩講解：牢脈具有弦、長、實、大的特點，部位總是比沉脈還深而近於伏脈。革脈、芤脈、弦脈多浮，革脈屬虛而牢脈屬實，革脈位浮牢脈位沉。

　　牢脈主病詩講解：寒邪在裡可以出現牢脈，邪氣有餘的病變，寒在心腹則疼痛；肝氣乘脾見脅肋疼痛，納呆食少。疝、癥、瘕一類的積聚病出現牢脈，屬於實症實脈，脈症相合，還可不發愁；如果失血陰虛一類的虛症出現牢脈，屬於虛症實脈，是正氣大傷、邪氣猶盛的徵象，臨床時應引起注意，防其驟變。

P48

　　弱脈體狀詩講解：弱脈的搏動是柔細無力的，重按才能摸著，輕按不能感覺到。脈搏之所以這樣柔弱，主要是由於陽氣衰微，精血虛弱的結果。這種氣血兩虛的脈象，老年人出現猶可，但青少年出現則需要認真分析。

　　弱脈主病詩講解：弱脈的出現，總是由於陰精虛損，陽氣衰微的緣故，容易感受外邪的侵襲而見惡寒發熱、骨筋痿軟等。驚悸、多汗、精神疲憊都是氣血虧虛的表現，可以出現弱脈，採用補益陽氣、調養營血的方法及早治療。

P50

　　遲脈體狀詩講解：遲脈的搏動，在一呼一吸之間僅有三次。遲脈的形成是由於陽虛陰盛而致氣分、血分和臟腑虛寒所致。遲脈還須以浮、沉分表裡。脈浮而遲，是寒邪在表；脈沉而遲，為寒邪在裡。治療陽虛陰盛的病變，應該用補益腎陽、溫陽散寒的藥物，這種方法稱為「益火之原」（源於《素問・至真要大論》「益火之源，以消陰翳」）。

　　遲脈主病詩講解：遲脈主要見於寒證、臟病以及久病多痰，久病痼疾，癥瘕、積聚等也能見到遲脈。若是遲而有力，常見於積寒疼痛的裡寒實症；若是遲而無力，則多為陽氣虧損的虛寒症。

P52

　　緩脈體狀詩講解：緩脈是舒緩而均勻的脈象，一呼一吸，剛好四至。它的搏動，好像在春風裡搖曳不停的柳梢，表現出一種輕盈柔軟的姿態。從容和緩的脈象說明有「神氣」，表明氣血調和，是正常的脈象。

　　緩脈主病詩講解：正常緩脈是從容和緩的脈象。但相對於風寒表實的脈浮緊，風寒表虛，營氣不足，可以表現為脈浮緩；風邪、濕邪或脾虛都可以見到緩脈，多是浮

緩、遲緩或細緩。風濕在上而見頸項強直等症，脈多見浮緩有力；風濕在下而見痿痺等症，脈多見沉緩有力。分辨各種不同病症的緩脈，必須參合浮、沉、大、小各個方面的情況，來加以具體區分。

P54

澀脈體狀詩講解：澀脈的表現為脈象細、短、遲、澀（往來不流利），指下可以感覺到散亂、時動時止、時稀疏的感覺，如輕刀刮竹。「如雨沾沙容易散」指細雨沾著沙土，很容易分散；「病蠶食葉慢而艱」形容有病的蠶吃桑葉是很緩慢而艱難的樣子。兩種描述形容脈氣渙散不聚和運行艱難不暢。

澀脈主病詩講解：造成澀脈的主要原因，總是由於營血虛少、精液損傷的結果，所以嚴重的反胃以及大汗傷津亡陽以後，往往能見到澀脈。寒濕邪氣入於營分，可以引起血行阻滯難通，這是血痺；如婦女見澀脈，由於血虛導致月經量少或閉經難以受孕。

P56

結脈體狀詩講解：結脈的表現是緩中有止，是陰寒偏盛、陽氣欲亡的表現。若脈浮而結，是表證兼有氣滯，當發汗；若脈沉而結，為內有積塊，當用下法。

結脈主病詩講解：結脈的出現，往往都因氣血凝滯所致；頑痰內結生百病而痛苦不寧。氣血凝滯在內形成積聚，在外形成癰腫，這些大多屬熱；還可以形成疝瘕等，這就屬寒了。

P58

數脈體狀詩講解：脈搏一息六次，便叫做數脈。這是由於陽熱亢盛，陰液虧損所造成。臨床上表現為煩躁不安，神志不清，甚至發狂。脈浮而數，多為表熱；脈沉而數，多為裡熱；數而有力，多為實熱；數而無力，多為虛熱。數脈對於成人是病脈，惟有兒童可以視為正常，因為兒童的脈搏一般都比成年人快，可以達到一息六至。

數脈主病詩講解：脈數主要是由於火熱亢盛的緣故。其中有心之君火和腎之相火的不同，辨明是心火亢盛還是相火妄動。數脈分虛實，實火脈數大有力，用苦寒的藥物清熱；脈來數細無力為虛，治以溫補。咳喘等肺病在秋季見到數脈說明病情加重。

P60

疾脈體狀詩講解：脈來急速，較數脈尤甚，成人一息七、八至，每分鐘 130～140 次。（注：疾脈的描述來自於《診家正眼》，非《瀕湖脈訣》）

疾脈主病詩講解：疾脈是陽熱亢盛至極、陰氣欲竭的表現。這種脈象稱為離經之脈，說明很危重。

P62

促脈體狀詩講解：促脈的特徵是脈來數而時止，這是陽熱亢盛、陰精欲竭的體現。促脈的形成由於三焦鬱火內熾，以致陽熱炎盛、陰液消亡。如歇止的次數逐漸增加，說明病熱在進展；如歇止的次數逐漸減少，便說明病情有好轉。

促脈主病詩講解：促脈主要為三焦火熱內盛，主要是氣、血、痰、飲、食積五種因素所致，需要根據症狀作出具體的分析。如見時時咳嗽、喘逆、痰涎壅盛而脈促的，這便是屬於痰積；火熱內盛則常見發斑或者毒疽。

P64

動脈體狀詩講解：動脈在關脈處最為明顯，表現為搖動和快速，呈豆圓形、無頭無尾地突出一點躍然指下。出現動脈多因陰陽兩氣互相搏擊所致，身體虛弱表現為脈搖動不安，身體健康則脈安靜。

動脈主病詩講解：動脈的主病為疼痛、驚嚇、大汗、陰虛發熱、腹瀉、拘攣、男子亡精、女子血崩等。

P66

虛脈體狀詩講解：虛脈輕按遲而大，重按鬆軟無力、中空，如按穀殼。虛脈和芤脈都有浮大的現象，但兩種脈象畢竟不同，不能混為一談。虛脈，重按顯得軟弱，芤脈於浮大之中卻似蔥管那樣邊實中空。

虛脈主病詩講解：傷暑致氣陰兩虛可見身熱而虛脈；氣虛衛外不固則自汗，血虛不養心神則怔忡驚悸，正氣虧虛，氣血不足見虛脈。暑邪見虛脈說明氣陰兩傷，養營益氣以解暑清熱。

P68

微脈體狀詩講解：微脈是輕軟無力、飄忽不定的脈象，稍加重按，便顯得似有似無。微脈是由於陽氣虛弱，細脈是由於營血虛少；相比之下細脈比微脈稍粗一些。

微脈主病詩講解：氣血虛微則脈也微，陽氣虛弱，體表不固，便多見惡寒、發熱、汗出較多等表虛症。微脈說明氣血兩虛，男子的「五勞」、「六極」諸虛損症，以及婦女的崩漏帶下等病，脈象多是微脈。

（注：五勞為心勞、肝勞、脾勞、肺勞、腎勞。六極為氣極、血極、筋極、骨極、肌極、精極）

P70

細脈體狀詩講解：細脈如絲線，部位較沉，搏動無中斷。春夏季節少年人見到細脈說明氣血不足，秋冬老年人見到細脈不用擔心。

細脈主病詩講解：脈來之所以縈細如絲，主要是由於氣血虛衰的緣故，虛損勞傷及情志不暢都可以引起氣血虛而見到細脈。水濕侵襲腰腎可以見細脈；精傷、汗出以及泄瀉也可以出現細脈。

P72

　　代脈體狀詩講解：脈跳動中有至，不能自還，間隔一段時間後再次跳動，這就叫做代脈。病人見代脈尚可以治療（因氣血虛所致），如果正常人見代脈，就可能影響壽命了。

　　代脈主病詩講解：出現代脈的主要原因，總是由於臟氣衰弱、腎陽不足所致，表現為腹痛、泄痢。脾胃虛弱導致的嘔吐泄瀉可以見到代脈；婦女懷孕三月見代脈的，說明元氣不足。

P74

　　短脈體狀詩講解：寸脈和尺脈兩頭覺得短縮了就叫短脈。澀脈也是短的，同時還有遲、細，搏動艱難。脈短澀而沉，說明肺腎有病；或者氣機閉塞不通，或因痰滯食積，阻礙氣道，脈都可見到短澀。

　　浮脈主病詩講解：短脈，只有在尺部和寸部這兩個部位最好辨別。短而滑數多是傷於酒毒。多見浮而短說明血虛；沉而短的脈多見胸腹痞滿。寸脈短多為頭痛；尺脈短多為腹痛。

P76

　　實脈體狀詩講解：實脈的形狀，無論在浮部輕取，或是重按到沉部，都是大而長的狀態，指下堅實而強勁有力。三焦的邪熱蘊積過甚而形成實脈。熱邪在裡，可用苦寒瀉下以清熱（釜底抽薪）；如熱邪在表，可用辛涼透達以發汗解熱。邪去正安，才能恢復健康。

　　實脈主病詩講解：實脈病性屬陽，是由於火熱內鬱所致，臨床上常見到發狂、譫語、嘔吐等。有的是感受熱毒；有的是傷食；可以見到便秘、氣痛等症。

P78

　　長脈體狀詩講解：脈超越了寸、尺部位，即上超出寸、下超出尺就叫長脈，但它卻沒有弦脈那樣繃緊。怎樣認識弦脈和長脈的差別？好的醫生用同身寸自己測量就可以區分，還有弦脈在指下的感覺是如按琴弦。

　　長脈主病詩講解：長脈可以見於正常人，脈來大小均勻，柔和條達，如果一反常態，脈來像牽引繩過般緊張，便為病脈。血熱的陽毒、風痰的癲癇，以及陽明證的裡熱熾盛等病，都可見到這種長脈。

P80

　　滑脈體狀詩講解：滑脈在指下的感覺如同圓珠滾動似的，流利、順暢、圓滑地向前搏動。診脈時不要把滑脈與數脈搞混，數脈是指至數的增加。

　　滑脈主病詩講解：滑脈是陽脈，一些因元氣衰少、脾腎虧虛而痰邪內生者也可以見到。痰生百病、痰生怪病，可以出現不同的表現；飲食停滯也表現為滑脈，由於飲食不節而引起疾病。滑脈主痰或食積，病位在上見嘔吐，在下見腹中蓄血。婦女經停無病而見滑脈的，多是懷孕的徵象。

P82

　　弦脈體狀詩講解：弦脈一種長而挺直的感覺，如按琴弦；脈之所以見弦，主要是由於肝氣亢盛造成，肝旺犯脾影響脾胃的運化。肝氣鬱滯常表現為胸脅脹滿，煩躁欲喊叫；如果肝熱上擾，會現兩眼生翳、迎風流淚等症。

　　弦脈主病詩講解：弦脈多見於肝膽病變，也見於飲症、痰症、寒熱往來、瘧疾等病變。弦脈還要注意在浮（表）、沉（裡）、遲（寒）、數（熱）和大（實）、小（虛）單、雙（一臟或者全身），各有輕重不同。

P84

　　緊脈體狀詩講解：緊脈的出現，無論輕舉重按，脈的搏動都像繩索攪轉般地緊急有勁，這就是所以要叫做「緊」的意思。緊脈主寒主痛，寒主收引，寒邪侵襲損傷陽氣，在裡表現為腹痛，在表則為身疼。

　　緊脈主病詩講解：緊脈主痛，由於寒邪所致，可以表現為喘咳、風癇、嘔吐、痰飲等症。如果寒邪在表，脈多見浮緊，可用辛溫方藥以發散寒邪；寒邪在裡，脈多沉緊，可用辛熱方藥以溫散裡寒。

健康生活館 86
把身體的脈　零基礎學中醫脈診
常見脈象、相似脈象、相對脈象及一般疾病脈診法，簡單易懂、一目瞭然，
輕鬆理解中醫脈診之道

主　　編／許慶友

編輯部 1550
總　編　輯／王秀婷
主編．責任編輯／洪淑暖
行銷企劃／游雅君

封面設計／曲文瑩
內頁排版／薛美惠

發行人／王榮文
出版發行／遠流出版事業股份有限公司
地址／104005 台北市中山北路一段 11 號 13 樓
客服電話／(02) 25710297　傳真：(02) 25710197
劃撥帳號／0189456-1

ISBN 9786263619395
2024 年 12 月 1 日 初版一刷
2025 年 2 月 1 日 初版二刷

定價：新台幣 420 元
缺頁或破損的書，請寄回更換
著作權顧問：蕭雄淋律師

有著作權．侵害必究 Printed in Taiwan

本作品中文繁體版通過成都天鳶文化傳播有限公司代理，經江蘇鳳凰科學技術出版社有限公司／漢竹授予遠流出版事業股份有限公司獨家出版發行，非經書面同意，不得以任何形式，任意重制轉載。

YLib.com 遠流博識網　www.ylib.com
遠流粉絲團

國家圖書館出版品預行編目 (CIP) 資料

把身體的脈 零基礎中醫脈診：常見脈象、相似脈象、相對脈象及一般疾病脈診法，簡單易懂、一目瞭然，輕鬆理解中醫脈診之道／許慶友主編．-- 初版．-- 臺北市：遠流出版事業股份有限公司, 2024.11
　面；　公分
ISBN 978-626-361-939-5(平裝)
1.CST: 脈診 2.CST: 中醫診斷學
413.2441　　　　　　　　　113013913